DE

L'HÉRÉDITÉ MORBIDE

ET DE SES

MANIFESTATIONS VÉSANIQUES

DANS LA PARALYSIE GÉNÉRALE

PAR

JOSEPH SAUTON

Docteur en médecine de la Faculté de Paris,
Ancien interne des Asiles d'aliénés de la Seine.

PARIS

A. DELAHAYE, et E. LECROSNIER, LIBRAIRES-ÉDITEURS

2, Place de l'École-de-médecine

1883

DE

L'HÉRÉDITÉ MORBIDE

ET DE SES

MANIFESTATIONS VÉSANIQUES

DANS LA PARALYSIE GÉNÉRALE

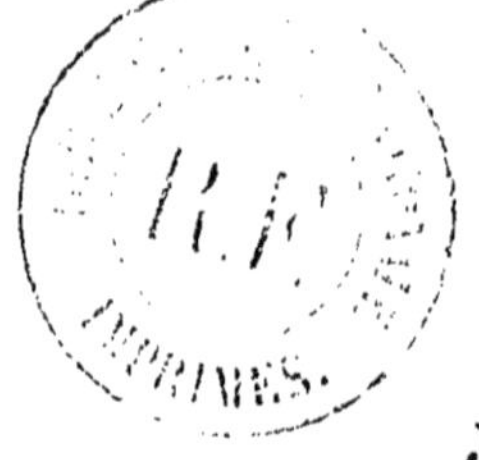

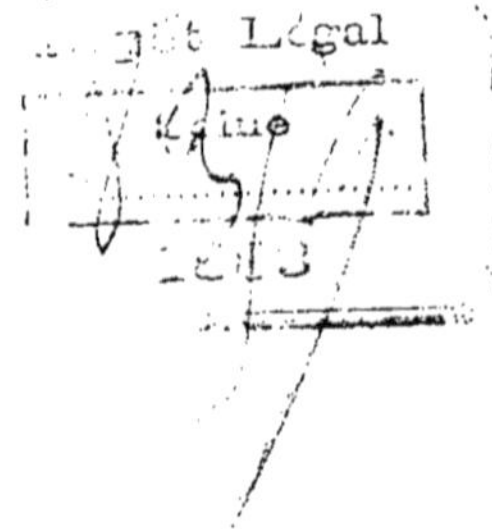

PAR

JOSEPH SAUTON

Docteur en médecine de la Faculté de Paris,
Ancien interne des Asiles d'aliénés de la Seine.

PARIS

A. DELAHAYE, et E. LECROSNIER, LIBRAIRES-ÉDITEURS

2, Place de l'École-de-médecine.

1883

DE L'HÉRÉDITÉ MORBIDE

ET DE

SES MANIFESTATIONS VÉSANIQUES

DANS LA

PARALYSIE GÉNÉRALE

PRÉFACE.

Durant notre internat dans les asiles de la Seine, pendant nos entretiens avec les parents et les amis des malades, nous avons toujours dû répondre à une même question, formulée à peu près dans les mêmes termes : la maladie, nous demandait-on, est-elle héréditaire? Les enfants portent-ils en eux un germe qui, tôt ou tard, doit se développer? Nous devons avouer que plus d'une fois nous avons été embarrassé. C'est dans le but de nous faire une opinion scientifique, de trouver ce qu'il y a de vrai dans le sentiment populaire, qui attribue à l'hérédité une influence considérable sur l'explosion de la folie, que nous avons été amené à examiner, rigoureusement et scrupuleusement, ce que les faits et les observations permettent d'affirmer sur la transmission des maladies en général et spécialement des psychopathies.

Pour cela, il nous a fallu compulser les ouvrages qui ont été publiés sur ce point. Le résultat de os recherches, avec nombreuses citations à l'appui, constitue la première partie de notre travail.

Frappé alors du rôle capital que jòue l'hérédité morbide dans la genèse de la folie, nous avons voulu savoir si elle n'imprimait pas sa marque, son cachet, sur les malades atteints de paralysie générale ; si, en d'autres termes, la diversité des conceptions délirantes des paralysés généraux ne reconnaissait point la même cause que les troubles psychiques dont sont affectés les aliénés proprement dits.

L'investigation clinique seule pouvait nous fournir les éléments nécessaires à la solution du problème. Nous avons donc réuni, pour constituer la deuxième et dernière partie de notre thèse inaugurale, quatre-vingts observations dont soixante-quatre d'entre elles sont inédites.

Qu'il nous soit permis, avant d'aller plus loin, de prier notre éminent maître, M. le professeur Ball, d'agréer l'expression de notre profonde reconnaissance pour le bienveillant intérêt qu'il nous a toujours témoigné et dont il vient de nous donner une nouvelle preuve, en acceptant la présidence de notre thèse.

Nous nous faisons, dans cette même circonstance, un devoir de respect et d'affection de nous souvenir de ce que nous a appris l'expérience, mise si obligeamment à notre service, de M. Espiau de Lamaëstre, notre premier maître en médecine mentale, et nous manquerions à un autre devoir, si nous passions sous silence la facilité avec laquelle M. Dagonet, nous a laissé tirer profit de quelques-unes de ses nombreuses observations recueillies avec un soin dont ses élèves seuls connaissent le mérite.

PREMIÈRE PARTIE

DE L'HÉRÉDITÉ MORBIDE

INTRODUCTION.

Marcé définit l'hérédité « une disposition en vertu de laquelle les parents transmettent à leurs enfants certains états ou certaines dispositions physiologiques ou pathologiques » (1).

Littré la considère comme « la faculté qu'ont les êtres vivants de transmettre par la génération les variétés acquises » (2).

Pour M. A. Voisin « c'est une condition organique qui fait, que les manières d'être corporelles et mentales passent des ascendants aux descendants » (3).

« L'hérédité, dit M. Ribot, est la loi biologique en vertu de laquelle tous les êtres doués de vie tendent à se répéter dans leurs descendants ; elle est pour l'espèce ce que l'identité personnelle est pour l'individu. Par elle, au milieu des variations incessantes, il y a un fond qui demeure ; par elle, la nature se copie et s'imite incessamment. Considérée sous sa forme idéale, l'hérédité serait la reproduction pure et simple du semblable par le semblable » (4).

Enfin, nous lisons dans le Dictionnaire de médecine de Littré et Robin que « l'hérédité est un phénomène biologique qui fait que, outre le type de l'espèce, les ascendants transmettent aux

(1) Marcé. Traité pratique des maladies mentales, 1862, p. 102.

(2) Littré. Médecine et médecins, p. 366.

(3) A. Voisin. Nouveau dictionnaire de médecine et de chirurgie pratiques, t. XVII, p. 446,

(4) Ribot. L'hérédité psychologique, 1882, p. 1.

descendants des particularités d'organisation et d'aptitude » (1).

Disons d'abord que, pour nous, chacun des êtres procréés, considéré sous le type individuel, est soumis dans son développement et son évolution aux trois lois suivantes :

1° Loi d'hérédité spécifique, qui assure la permanence des caractères généraux de l'espèce ;

2° Loi d'hérédité individuelle, qui permet aux ascendants de transmettre à leurs descendants les variétés acquises ;

3° Loi d'innéité ou de diversité, en vertu de laquelle l'individu compose, invente, imagine, se révèle enfin dans une spontanéité que dès lors on peut bien appeler personnelle.

Si la question de l'hérédité est restée longtemps plongée dans l'obscurité; si, aujourd'hui encore, elle donne lieu à des discussion sans fin et reçoit les solutions les plus diverses, c'est que l'on confond trop souvent les trois lois qne nous avons énoncées.

« Ce germe de personnalité indépendant » dont parle Wundt, ce facteur personnel avait été admis par M. Ribot dans la première édition de son ouvrage (2).

Dans la seconde édition, nous voyons disparaître cette loi de l'innéité ; toutes les manifestations de l'être, toutes les variations qu'il peut présenter, tant au physique qu'au moral, sont fatalement soumises à l'inexorable loi de l'hérédité. Nous ne croyons pas, ainsi que cherche à le prouver cet auteur, que toutes les exceptions ne soient qu'apparentes et viennent confirmer la règle ; nous nous rangeons à l'avis du savant Dr Lucas, de Littré, de Bain, de Wundt, etc..... »

« En toute transmission de la vie, dit Littré, le nouvel habitant du monde apporte une part individuelle et une part héréditoire qui provient des deux auteurs » (3).

Ces deux lois ne rappellent-elles pas celles que nous rencontrons dans la conception et dans l'exécution de nos propres œu-

(1) Dictionnaire de médecine, 1873, p. 719.
(2) Ribot. Hérédité psychologique, 1re édition, p. 477.
(3) Littré. Ouvr. cit., p. 368.

vres? L'une, où notre esprit improvise, compose, imagine, sans suivre aucun modèle, en un mot, où il crée; l'autre, où il copie, se souvient, en un mot, où il se répète.

Des trois lois formulées, nous négligerons la première; mais les deux autres entrent si souvent en conflit, se fondent en tant de nuances et sous tant de formes dans l'individu, qu'il nous semble impossible d'omettre la part de l'une, sans s'exposer à d'inévitables méprises sur la nature, le rôle et les limites de l'autre; c'est surtout dans le domaine psychologique, où, en théorie comme en fait, la personnalité et la liberté humaines doivent être respectées, que cette omission entraînerait le plus de confusion, de doutes et d'erreurs, en créant une perpétuelle irresponsabilité.

L'exposé que nous voulons faire demandera trois chapitres :

1° Dans un chapitre préliminaire, nous traiterons de l'action de la loi d'innéité;

2° Dans un deuxième chapitre, nous étudierons successivement l'influence de l'hérédité sur :

Article premier. — Les modifications purement physiques;

Art. 2. — Les maladies qui atteignent la vie organique;

Art. 3. — Les anomalies des fonctions sensorielles;

Art. 4. — Les penchants, les passions, les impulsions;

Art. 5. — Les affections mentales.

3° Dans un troisième et dernier chapitre, nous rechercherons le mode d'action de l'hérédité dans la genèse des psychopathies.

CHAPITRE PREMIER.

En thèse générale, l'action de l'innéité devient de plus en plus sensible à mesure que l'on s'élève dans la hiérarchie des facultés; l'hérédité individuelle, au contraire, exerce davantage son empire, lorsqu'on se rapproche des phénomènes mixtes, des fonctions organiques et de la constitution physique.

Dans la procréation, « la loi d'innéité est ce qui représente ce qu'il y a d'originalité, d'imagination et de liberté de la vie dans la génération médiate de l'être » (1).

Elle est le principe de la variété dans l'unité ; elle nous donne la raison des diversités d'individus dans l'unité de famille, des diversités de familles dans l'unité de race; nous voyons ainsi naître des personnes destituées des caractères physiques et moraux de leur race originelle « sans que l'on en puisse découvrir la cause ni dans le physique, ni dans le moral, ni dans le genre de vie de ceux qui leur ont donné le jour » (2).

L'innéité marque de son sceau la constitution physique : elle s'applique à des modifications organiques, en dehors de toute transmission héréditaire, et dans ses manifestations les plus bizarres, parfois les plus étranges, elle ne se reconnaît vaincue que par l'hérédité spécifique.

Là ne se borne pas son action ; nous allons la retrouver dans le dynamisme vital, avec une force d'autant plus grande, que nous aborderons les régions de plus en plus élevées des phénomènes psychiques. Elle peut être le principe de cette diversité de goûts, de penchants, de caractères ; à elle peuvent être attribuées ces différences dans les modes de sentir, de comprendre, de juger, de raisonner chez les êtres issus d'une même union, différences qui seront tantôt en faveur des enfants, tantôt en faveur de ceux qui les ont procréés.

« Cherchez deux hommes qui se ressemblent le plus en tous points, deux frères, deux jumeaux qui aient toujours vécu ensemble ; suivez-les avec attention : quelles différences ne trouvez-vous pas dans leurs traits, dans leurs goûts, dans leurs appétits, dans leurs penchants, dans leurs talents, dans leurs idées, dans leurs jugements, etc... (3) ? » La science renferme sur ce point des faits très curieux : « l'on sait, dit Müller, que les monstres doubles qui parviennent à vivre quelque temps, peu-

(1) P. Lucas. Traité philosophique et physiologique de l'hérédité naturelle, t. I, p. 96.

(2) Burdach. Traité de physiologie, t. II, p. 245.

(3) Daignan. Tableau des variétés de la vie humaine, t. I, p. 152.

vent avoir des dispositions morales différentes » (1). Nous pourrions citer l'exemple si connu de Ritta et Christina, relaté par Serres, dans ses Recherches d'anatomie transcendante et pathologique. Les célèbres jumelles de Presbourg étaient nées unies par le côté, vers l'extrémité postérieure du thorax ; elles avaient l'une et l'autre deux bras, deux jambes, des parties sexuelles parfaitement distinctes, mais un conduit unique pour les excréments. Malgré cette singulière communauté de vie, malgré cette unité de naissance et d'origine, les deux jumelles étaient aussi différentes d'humeur que de visage : l'une, belle, douce, posée, peu sensuelle ; l'autre, laide, méchante, colère, querelleuse, ardente, pleine de tempérament. Elles vécurent jusqu'à 22 ans (2).

D'après la remarque de Burdach, c'est souvent de parents simples que sortent ces hommes supérieurs, ces esprits dont l'influence se fait sentir ; les plus grands hommes appartenaient presque toujours à des familles vulgaires, pauvres ou inconnues.

Mais tel n'est pas l'avis de M. Galton (3) : dans sa célèbre monographie, il cherche à démontrer que le génie est essentiellement héréditaire. Nous croyons que cet auteur arrive à une affirmation aussi absolue, parce qu'il confond la célébrité avec le génie. Que trouve-t-on en effet dans ces vastes tableaux qu'il déroule devant nous ? Une riche nomenclature de faits, qui révèlent, chez les membres d'une même famille, une communauté d'aptitudes pour la peinture, la musique et la poésie. Il en est de même s'il s'agit des savants, des grands politiques, des mathématiciens, etc.

Ce serait bien peu pour un mot aussi grand ! Sans doute, ainsi que nous le verrons, l'hérédité transmet des aptitudes mixtes, à la fois d'ordre physiologique et d'ordre psychique ; ces conditions ne créent pas cependant, à elles seules, l'essence du génie.

Dans plusieurs séries de générations, l'on verra les mêmes

(1) Muller. Manuel de physiologie, t. II, p. 637.
(2) Lucas. Ouvr. cit., t. I, p. 152.
(3) Galton. Hereditary genius, 1867.

dispositions devenir le patrimoine de plusieurs de leurs membres, qui n'occuperont jamais qu'un rang secondaire ; un seul peut-être s'élèvera au dessus des autres, achevant, en vertu de l'innéité, par son action propre, l'action d'autrui commencée sur lui-même et c'est alors qu'un jour il lui sera permis d'être compté au nombre de ces hommes qui s'imposent à l'histoire.

En résumé, la transmission héréditaire ne fournit que les aptitudes ; à l'innéité, force libre et personnelle, revient l'honneur de tirer profit des matériaux accumulés par l'hérédité et d'engendrer cette puissance créatrice qui constitue le génie.

CHAPITRE II.

Abordons maintenant cette question de l'hérédité individuelle, dont les difficultés trouveraient leur solution, si l'on pouvait savoir comment se combine la loi de l'innéité avec cet élément de la dualité des auteurs de la vie et l'influence des conditions dans lesquelles l'être a été engendré.

Nous n'avons aucunement la prétention de les résoudre ; cette tâche, nous ne nous le dissimulons point, se trouve au dessus de nos propres forces ; qu'il nous soit permis cependant de donner quelques indications, au risque d'être taxé de téméraire. Il ne faut pas perdre de vue qu'il s'agit ici, non des caractères physiques, intellectuels et moraux, sans lesquels l'être procréé ne serait pas un homme, mais uniquement de la transmission de certains attributs physiques, intellectuels ou moraux, variables en quantité et en qualité, transmission que nous verrons régulière et, pour ainsi dire, fatale, si elle n'est point enrayée dans sa marche, par cette autre force antagoniste et rivale que nous connaissons sous le nom d'innéité.

Qu'entendons-nous par hérédité individuelle ? Nous avons répondu que c'est une loi en vertu de laquelle les ascendants peuvent transmettre à leurs descendants les variétés acquises. Or, l'homme nous offre à considérer sa constitution physique, son mécanisme physiologique et ses fonctions psychiques ; il nous faudra donc étudier l'hérédité sous ces divers points de vue.

ARTICLE PREMIER.

Influence de l'hérédité sur les modifications de nature physique.

La ressemblance physique du produit aux auteurs de la génération est la moins contestée, parce qu'elle tombe la première sous les sens ; elle frappe les yeux les moins attentifs et constitue un fait d'observation aussi ancienne que vulgaire. Cette influence héréditaire s'accuse surtout dans les traits du visage, dans la physionomie ; elle les grave à l'image des types originels. Son action s'étend à toutes les variétés de conformation extérieure de la tête, du tronc, des membres, etc. Il en est de même pour la conformation interne et viscérale : systèmes circulatoire, digestif, musculaire et nerveux, dans leurs diverses proportions et dans leurs anomalies.

Elle n'épargne pas plus les modifications artificielles ou consécutives à un accident, que ces défauts physiques dus à un arrêt ou à un excès de développement : ainsi la claudication, l'ectrodactylie, la polydactylie, le rachitisme, le bec de lièvre, l'albinisme, l'hypospadias, etc... Il suffit de lire les nombreux exemples recueillis par Lucas pour ne concevoir aucun doute à cet égard.

ARTICLE II.

Influence de l'hérédité sur les maladies qui atteignent la vie organique.

« L'hérédité existe et se manifeste dans les états de santé et de maladie, dans la propagation des troubles et des désordres de l'économie, et partout elle se produit avec ces omissions, ces interruptions, ces anomalies qui, loin de fournir des objections contre elle, font partie de ses règles, font partie de ses preuves et témoignent toujours de la dualité des lois et de la dualité des auteurs qui concourent à la formation de l'être » (1).

Avec Lucas, il faut reconnaître une double expression de l'hérédité morbide : la première consiste dans la reproduction exacte de la maladie chez les descendants, c'est « l'hérédité d'uniformité ou de similitude » ; la seconde est « l'hérédité de métamorphose ». Dans ce dernier cas, « le protéisme de l'hérédité pathologique, ou, en d'autres termes, la mutabilité de formes, de siège, de lésions qu'elle peut engendrer dans le transport séminal de chaque espèce morbide, a toute l'étendue de la mutabilité de formes, de siège, de lésions de l'espèce morbide elle-même, indépendamment de l'hérédité » (2). C'est à la pathologie qu'incombe le soin de décrire les variétés de manifestation et les métamorphoses que nous offrent les diverses maladies de l'organisme humain.

« Il n'est pas nécessaire, pour démontrer l'existence de cette transmission, que la maladie des parents soit identiquement reproduite chez les enfants ; il suffit que ces derniers soient doués d'une prédisposition organique malheureuse, qui devienne le point de départ de transformations pathologiques, dont l'enchaînement et la dépendance réciproque produisent de nouvelles entités maladives » (3).

Nous n'entrerons pas dans le détail des maladies héréditaires ; les faits se présentent à chaque instant à l'observation, sous la double forme de similitude et de métarmorphose ; l'on voit des rhumatisants engendrer des rhumatisants, des phthisiques donner le jour à des phthisiques ou à des scrofuleux, etc... M. Luys cite une série de cas relatifs à la transmission héréditaire des maladies des poumons et du cœur (4). Tous les auteurs ne sont-

(1) Lucas. Ouv. cit., t. II, p. 566.
(2) Idem, p. 667.
(3) Morel. Traité des dégénérescences, 1857, p. 565.
(4) Luys. Thèse d'agrégation, 1863, p. 73.

ils pas unanimes à affirmer la transmission des tendances congestives et, en particulier, de l'hémorrhagie cérébrale ?

Article III.

Influence de l'hérédité sur les anomalies des fonctions sensorielles

Il est une classe de variétés pathologiques qui, dans ce rapide exposé, mérite une mention spéciale, nous voulons parler des anomalies dans le fonctionnement des organes des sens.

Parmi les bizarreries que peut offrir l'œil dans son dynamisme, il n'en est pas qui ne soit susceptible de se transmettre par voie séminale. « Il y a, dit Muller, beaucoup de personnes qui, par une disposition innée de la rétine, distinguent mal les couleurs ; outre les hommes qui ont de la peine à déterminer les couleurs, il y en a d'autres qui confondent plus ou moins ensemble des couleurs tout à fait différentes. On remarque des nuances à cet égard, non seulement au degré, mais encore au mode de la confusion » (1).

Pour ne conserver aucun doute à cet égard, il suffit de consulter les ouvrages de Szokalski (2), de Sommer (3), de Nichol (4), de Dalton (5), etc.

Le Dr Cunier en cite un cas très curieux : il s'agit d'une famille dans laquelle l'achromatopsie ne frappe que les femmes et ne se transmet que par elles, depuis cinq générations (6).

La perception de la lumière ou des formes, dans leurs différences d'étendue, de qualité, et d'intensité, peut aussi reconnaî-

(1) Muller. Ouvr. cit., t. II, p, 447.

(2) Szokalski. Essai sur les sensations des couleurs, § XL, p. 107.

(3) Sommer. Journal de chirurgie, par Graefe et Walther, vol. V, p. 20.

(4) Nichol. Medico-chirurgical Transactions, vol. VII, p. 427.

(5) Dalton. Memoirs of theliterary Society of Manchester, vol. V, p. 25.

(6) Annales d'oculistique, t. I, p. 418.

tre la même origine; ainsi que le dit Portal, « on hérite du regard ».

Il nous serait facile de passer en revue les troubles qui affectent les perceptions tactiles, auditives, olfactives et gustatives et, puisant aux sources que nous indique le Dr Lucas, de démontrer avec quelle régularité ces anomalies se transmettent de génération en génération; mais, pour ne pas nous égarer dans ces détails, nous passerons à l'étude d'autres phénomènes de nature mixte, sensiblement subordonnés aux conditions de l'organisme, relevant d'une part de la physiologie et d'autre part de la psychologie.

Article IV.

Influence de l'hérédité sur les penchants, les passions, les impulsions.

Chacun, en rappelant ses souvenirs, verrait facilement que certaines manières de sentir, de réagir, modes divers du sens émotif, et par conséquent, certaines formes d'activité, certaines habitudes peuvent se conserver dans plusieurs générations successives, pour en constituer le caractère particulier.

Avouons toutefois que généralement ces faits passent inaperçus, à moins qu'ils ne se manifestent par des actes bizarres, insolites qui attirent l'attention du public et mettent l'individu en relief.

Nous nous bornerons à parler des phénomènes les plus saillants, et voulons prendre comme exemples les trois principaux besoins physiques : la soif, la faim et l'appétit sexuel.

§ I. — Et d'abord, la passion connue sous le nom de dipsomanie ou d'alcoolisme n'est-elle pas si fréquemment transmise, que tout le monde s'accorde à en considérer l'hérédité comme la règle? Dans une famille russe, le père et le grand-père périssent prématurément de leur penchant pour les liqueurs fortes; dès l'âge de cinq ans, le petit-fils manifestait les mêmes goûts pour l'alcool (1). Magnus Huss et Morel ont recueilli tant de faits sur la transmission du penchant à l'ivrognerie, qu'il nous semble inutile d'insister davantage.

Mais c'est surtout dans l'hérédité de métarmorphose que l'action de l'alcoolisme s'accuse, en exerçant des ravages effrayants. Un de ses effets les plus fréquents, dit Magnus Huss, c'est l'atrophie partielle ou générale du cerveau ; de là une dégénérescence mentale qui, chez les enfants, produit des fous et des idiots. « Les enfants peuvent hériter directement des tendances alcooliques de leurs parents et, pour peu qu'ils apportent en naissant, comme c'est le cas ordinaire, des dispositions intellectuelles bornées, ou que leur éducation ait été mal dirigée, leur avenir est on ne peut plus compromis, tant au point de vue de leur développement organique, qu'à celui du progrès de leurs facultés intellectuelles et affectives. Il n'est pas toujours nécessaire que les descendants de parents, livrés à l'acoolisme chronique, commettent les mêmes excès pour nous offrir le type d'une dégradation progressive. Les uns apportent, même en naissant, le germe d'une dégénérescence complète, et ils viennent au monde imbéciles ou idiots ; les autres ne vivent intellectuellement que jusqu'à un certain âge, au delà duquel ils s'arrêtent et tombent progressivement » (2).

Le même auteur cite une famille dans laquelle la première génération présente des excès alcooliques ; la seconde de l'ivrognerie héréditaire ; la troisième des tendances hypochondriaques ; la quatrième de l'idiotie avec extinction probable de la race.

Trélat (3) rapporte qu'une dame régulière et économe était prise d'accès de dipsomanie irrésistible ; la mère et l'oncle de cette femme étaient également dipsomanes.

Un homme meurt alcoolique chronique et laisse sept enfants : les deux premiers succombent à la suite de convulsions ; le troi-

(1) Esquirol. Maladies mentales, t. II, p. 73.
(2) Morel. Ouvr. cit., p. 114.
(3) Trélat. La folie lucide, 1861, p. 160.

sième devient aliéné à l'âge de 23 ans et tombe en démence; le quatrième fait plusieurs tentatives de suicide et verse aussi dans la démence; le cinquième, d'un caractère irritable, vit dans l'isolement; le sixième présente des accidents hystériques avec accès de folie intermittente; le septième enfin, ouvrier très intelligent mais très nerveux, avoue spontanément la ruine prochaine de ses facultés intellectuelles.

« J'ai pu constater, dit Guislain, l'origine de toute une génération d'aliénés, composée de différents frères et sœurs, tous issus d'une mère qui avait fait une consommation si considérable de liqueurs fortes que, pendant toute une série d'années, elle se trouvait dans un état d'ivresse complète. Jamais cette femme n'avait été aliénée, son mari ne l'avait pas été, pas plus qu'aucun membre de la famille, de manière que toute une desdescendance d'aliénés était directement le résultat de cette union » (1).

Terminons en ajoutant que « la statistique a démontré, qu'en Amérique, les enfants nés de parents ivrognes étaient dix fois plus que les autres exposés aux crimes, à l'emprisonnement » (2).

§ 2. — S'il s'agit des passions qui puisent leur source dans le besoin de manger, l'histoire nous montre la voracité se transmettant aux membres d'une même famille, comme caractère distinctif. L'aversion pour les aliments composés de matières animales, les prédispositions appétitives les plus étranges relèvent souvent de l'hérédité. Nous rappellerons un fait ancien déjà, cité par Gall, Lordat et Lucas : « Un individu était entraîné par un penchant irrésistible à manger de la chair humaine, ce qui l'amena à se rendre coupable d'assassinats ; quoique séparée de son père et de sa mère, condamnés au feu avant qu'elle eût un an, sa fille succomba à son tour à l'inconcevable désir de manger aussi de la chair humaine. »

(1) Guislain. Leçons sur les phrénopathies, t. II, p. 92.

(2) Despine. De la folie au point de vue philosophique, ou plus spécialement psychologique, p. 461.

§ 3. — Un autre penchant plus commun, celui qui tient à l'appétit sexuel, offre des cas si nombreux de transmission héréditaire, que nous nous contentons d'en citer un de la plus haute instruction : « Un cuisinier, d'un rare talent dans son métier, a été toute sa vie et aujourd'hui même, à l'âge de 60 ans, entraîné vers les femmes avec frénésie. Or, à cette passion s'est jointe une dépravation infâme de l'instinct sexuel, le goût de la sodomie. Un de ses fils naturels, qui vit séparé de lui, qui ne le connaît pas et qui n'a pas encore 19 ans révolus, a, presque dès l'enfance, donné tous les signes d'un lubrique érotisme ; et, chose bien digne de remarque, il a, comme le père, le goût de s'attaquer indifféremment à l'un et à l'autre sexe (1). »

§ 4. — Nous passerons sous silence les nombreuses observations qui s'adressent aux passions de l'argent, du jeu et du vol ; il est superflu d'entasser ici des faits dont fourmillent les auteurs déjà cités et les journaux judiciaires, pour affirmer la transmission de ces penchants par voie séminale.

§ 5. — Nulle part l'hérédité ne se montre sous un jour plus éclatant que lorsqu'elle a trait à l'impulsion au suicide ; quelques exemples suffiront pour en démontrer le caractère impérieux avec parfois l'identité d'âge et de procédé.

Esquirol parle d'une famille dans laquelle la grand'mère, la sœur, la mère se sont suicidées ; la fille de celle-ci a tenté de se donner la mort et le fils s'est pendu. Le même auteur a connu un négociant, père de six enfants : quatre se suicidèrent, un autre fit plusieurs tentatives de suicide, et le dernier eut un accès d'aliénation mentale. M. Baillarger ajoute, pour compléter cette observation d'Esquirol, que l'un des petits-fils de ce négociant, confié à ses soins, a essayé de se tuer en se frappant de deux coups de couteau sur le trajet des carotides (2).

Un individu, fils et neveu de parents suicidés, épouse une

(1) Lucas. Ouv. cit., t. I, p. 479.

(2) Baillarger. Annotations du Traité de Griesinger, p. 303.

femme, fille et nièce de parents suicidés; il se tue, et sa femme prend en secondes noces un mari dont la mère, la tante et la cousine germaine se sont donné la mort (1).

Un dégustateur se jette à l'eau; son père et l'un de ses frères avaient mis fin à leurs existences au même âge et de la même manière que lui (2).

Une personne, dans la force de l'âge, se noie volontairement; son fils, dans une excellente situation, arrivé au même âge de la vie où son père s'était jeté à l'eau, se donne la mort par le même procédé (3).

Terminons en citant un cas des plus concluants, recueilli par M. Ball, à Bicêtre : le père se pend, la mère menace de finir comme sa sœur qui s'est jetée dans un puits; des trois enfants, l'un se jette sous un marteau de forge, l'autre sous les roues d'une locomotive, et le dernier fait plusieurs menaces de suicide; enfin, des trois petits enfants, le premier se précipite du haut des tours Notre-Dame, le second se pend, et le troisième va se noyer (4).

L'on ignore, sans doute, les modifications anatomiques et physiologiques que présentent ces divers états en se transmettant des ascendants aux descendants; quoi qu'il en soit, l'examen des faits autorise à affirmer que dans cette classe de phénomènes, la loi de l'hérédité sévit avec une grande force et s'accuse de la façon la plus évidente.

Article V.

Influence de l'hérédité sur les maladies mentales.

§ 1. — Tous les auteurs qui ont écrit sur les maladies mentales sont unanimes à reconnaître la fréquence de la transmis-

(1) Cazauvieilh. Du suicide, de l'aliénation mentale et des crimes contre les personnes, 1840, p. 321.

(2) Marc. De la folie considérée dans ses rapports avec les questions médico-judiciaires, t. II, p. 286.

(3) Muller. Médecine légale, t. II, p. 115.

(4) Ball. Leçons sur les maladies mentales, p. 365.

sion héréditaire; il suffit d'ouvrir leurs ouvrages pour y lire: que l'hérédité est la cause la plus puissante des troubles intellectuels, et que, plus cette cause sera étudiée avec soin, plus on arrivera à étendre le cercle de son action.

« Ceux qui se sont beaucoup occupés du traitement des aliénés ont dû souvent remarquer les particularités mentales de leurs parents et se lamenter de les voir eux-mêmes si soupçonneux, plus inaccessibles à la raison, d'un commerce plus difficile que le membre de leur famille qui est manifestement fou. D'abord, ils ont une sympathie si intime de nature avec ces tendances de caractère, qui ont abouti à la folie chez lui, qu'ils ne peuvent reconnattre l'aliénation qui est manifeste pour tout le monde; ils atténuent peu à peu; ils trouvent des raisons pour excuser un acte, un sentiment ou une idée d'un caractère étrange. Ensuite, comme conséquence de leur ressemblance et de leur sympathie intime, ils questionnent, discutent, blâment toutes les mesures auxquelles on trouve nécessaire de soumettre le malade; et bien qu'ils se soient vus forcés de le renvoyer de leur maison et de le mettre sous une surveillance spéciale, parce qu'il était une cause de trouble et de dangers permanents, ils parlent, comme s'ils exigeaient un mode de traitement qui négligerait la folie, et ils en arrivent, si le malade ne va pas mieux, à croire que sa maladie a été provoquée par un traitement inapproprié. Les plus mauvais exposent le médecin à être tué par un fou, plutôt que de souffrir que ce qu'ils appellent sa nature sensible soit blessée par les mesures nécessaires de surveillance, et, si une catastrophe arrivait, leur sympathie serait pour l'aliéné et non pour la victime de ses violences (1). »

Lorsque l'on parcourt les statistiques qui ont été établies, on rencontre chez elles de telles discordances, qu'il est impossible de les concilier.

Les folies héréditaires représentent, pour M. Moreau (de Tours), les 9/10; pour d'autres, 1/10 seulement.

D'après les recherches de Maudsley, le chiffre serait au-dessus

(1) Maudsley. Pathologie de l'esprit, p. 107.

de 1/4 et au-dessous de 1/2. M. Legrand du Saulle a rassemblé 45 statistiques faites en différents pays d'Europe et d'Amérique; elles varient de 4 0/0 à 85,71 0/0 (1).

A quoi donc attribuer un écart aussi considérable?

M. Ball nous répond : « C'est la différence des méthodes adoptées par les observateurs qui implique la différence des résultats qu'ils ont obtenus. Pour les uns, l'hérédité n'existe que lorsqu'elle est directe, c'est-à-dire lorsque le père ou la mère de l'aliéné ont eux-mêmes subi les atteintes de la folie. Pour les autres, il ne suffit point de chercher la folie chez les ascendants, mais il faut la chercher parmi les descendants et les collatéraux. Pour d'autres, enfin, et c'est à leur opinion que je me rallie franchement, il faut tenir compte, non seulement de la folie, mais des autres déviations matérielles ou morales qui lui sont parallèles : des névroses, de la constitution névropathique, des excentricités, des vices, du crime et parfois du génie (2). »

§ 2. — La folie, dans ses manifestations héréditaires, peut suivre une marche directe, croisée, collatérale ou en retour; il est évident que plus il y aura d'aliénés dans la famille, plus les prédispositions morbides seront accentuées; on a remarqué aussi que l'influence de la mère sur les descendants l'emporte sur celle du père.

Celui qui voudrait lire cette page si désolante de l'histoire des affections psychopathiques, considérées au point de vue de la transmission par voie séminale, celui-là, disons-nous, n'aurait qu'à consulter les travaux de MM. Baillarger, Lucas, Morel, Moreau, de Tours, Trélat, Doutrebente, etc.

§ 3. — Il nous reste encore à dire quelques mots de la forme du délire. La prédisposition peut se transmettre et rester à l'état de prédisposition, se traduire à l'état latent ou de germe, ou enfin revêtir une forme pathologique déterminée.

(1) Legrand du Saulle: Leçons sur les folies héréditaires, p. 4.

(2) Ball. Ouvr. cit., p. 360.

Dans ce dernier cas, l'hérédité peut affecter le type de similitude ou le type de métamorphose. Mais la règle, en pareille matière, d'après Esquirol et M. Moreau, de Tours, c'est que le délire héréditaire offre, chez chaque aliéné d'une souche unique, la plus frappante analogie, quelquefois même une véritable identité; on constate surtout la prédisposition à subir les mêmes influences.

Dans le cas opposé, si l'on suit l'évolution de ce germe héréditaire, on peut parcourir toute une série d'affections nerveuses protéiformes, offrant la plupart du temps un type convulsif, ou ces perversités morales avec impulsions et ces aberrations intellectuelles, qui étonnent à juste titre ceux qui n'ont pas suivi de près la longue histoire pathologique de la famille à laquelle appartiennent ces dégénérés.

Toute cette série de transformations a été étudiée et exposée de main de maître par Morel, dans son Traité des dégénérescences : l'on y voit le vice, la débauche, les passions, l'alcoolisme, engendrer la dypsomanie, la folie, la paralysie; puis à leur tour, celles-ci verser la lypémanie, l'homicide dans les générations suivantes et aboutir enfin, si aucun élément nouveau et favorable n'est venu rompre les liens qui les enchaînent, à l'idiotie, à l'imbécillité et à l'extinction probable de la race.

CHAPITRE III.

Nous avons vu, dans le chapitre précédent, la funeste influence qu'exerce l'hérédité morbide; il nous faut maintenant explorer ce vaste territoire, où se rencontrent ces perturbations profondes, connues sous le nom de vésanie ou d'aliénation mentale; nous essayerons de soulever un peu le voile qui s'étend sur la pathogénie des psychopathies; cette étude nous montrera que la folie n'est pas seulement un orage qui vient troubler le cours d'une existence, pour amener après lui le calme et le repos; mais bien une maladie de l'être tout entier, qui tient à la nature même de l'individu et que l'on doit envisager comme le dernier chapitre d'une longue histoire pathologique.

Pour atteindre ce but, nous nous occuperons dans trois articles successifs :

1° De la nature de la folie ;

2° De quelques points relatifs à sa pathogénie ;

3° Du mode d'action de l'hérédité morbide sur les éléments constitutifs des psychopathies.

ARTICLE PREMIER.

Nature de la folie.

« L'exercice des facultés intellectuelles est inséparable du cerveau, il est rigoureusement soumis aux lois de son organisation » (1). « Les faits pathologiques démontrent, tout comme les faits physiologiques, que le cerveau peut seul être le siège des facultés mentales, soit normales, soit morbides ; que l'intégrité du fonctionnement psychique dépend de l'intégrité de cet organe qui, toutes deux, peuvent d'ailleurs être troublées par le fait d'un état pathologique, ayant pour siège un organe plus ou moins éloigné du cerveau » (2).

Ceci posé, demandons-nous en quoi consiste la folie ?

On a beaucoup discuté pour savoir si les maladies mentales ont une cause organique, si elles ne sont que l'expression d'une lésion anatomo-pathologique ; or, il se rencontre deux sortes de cas : ceux où, au désordre de l'esprit, correspondent des altérations primitives et évidentes des centres nerveux ; ceux où l'encéphale ne présente, au contraire, aucune lésion appréciable dès le début. Ainsi que le dit M. Dagonet : « Cette séparation de la vésanie pure, des délires symptomatiques est, en pratique, à

(1) Poincaré. Leçons sur la physiologie normale et pathologique du système nerveux, t. II, p. 249.

(2) Griesinger. Traité des maladies mentales, 1865, p. 4.

peu près impossible à conserver, mais elle est théoriquement importante et doit être maintenue dans le cas où cela est possible » (1). Il y a lieu de tenir compte ici de cette distinction ; mais, auparavant, nous croyons qu'il n'est pas inutile de passer en revue quelques-unes des opinions émises sur la nature de la vésanie.

« L'école psychologique dit qu'il y a folie, toutes les fois que le malade ne peut plus régulièrement inférer de ses sensations et de ses actes la conscience de sa personnalité, et que par cela seul il est *alienus a se*. L'halluciné n'est pas fou, quand il reste *sui compos*, quand il n'en croit pas ses organes ; mais il peut se faire qu'il ait la conscience d'une folie imminente, qu'il s'en effraie, qu'il sente que ses organes le maîtrisent, qu'ils vont amener le naufrage de son intelligence. S'il est fou, au contraire, il ne peut faire ces distinctions, si ce n'est dans de rares moments de lucidité ; le fou s'identifie avec ses sensations, il ne peut les chasser, les écarter de son esprit, il est maltraité et comme absorbé par elles ; sa personnalité n'existe plus, et, comme le dit Maine de Biran, il est dès lors rayé de la liste des êtres intelligents. Dans l'état sain, c'est le moi, c'est la volonté qui règle les relations avec les organes, c'est la raison qui tient pour ainsi dire les rênes ; dans l'aliénation, l'esprit est dépossédé ; c'est l'organisme, altéré matériellement, qui a changé l'ordre des relations ; il y a encore aperception immédiate des sensations vraies ou fausses et production des mouvements, mais ce n'est plus le moi qui règle ces aperceptions ; que le moi le veuille ou ne le veuille pas, cette aperception a lieu et souvent en l'absence de tout stimulant extérieur. Quand le moi reste lucide et libre, il se rit en quelque sorte des erreurs, des déceptions de son physique ; comme Turenne, il gourmande sa carcasse qui tremble devant le danger ; il est témoin impassible de tous ces désordres, il les juge, en mesure la portée ; mais il arrive un point où lui-même commence à s'en effrayer, c'est lorsqu'il sent que les rênes vont lui échapper et qu'il va tomber dans une vérita-

(1) **Dagonet. Traité des maladies mentales, 1876, p. 467.**

ble aliénation. Il cherche d'abord à en sortir, comme d'un rêve pénible ; il fuit, par exemple, l'obscurité ; il redoute de fermer les yeux, parce qu'il sait que l'éclat du jour peut seul dissiper les fantômes qui le poursuivent ; mais, les organes s'altérant de plus en plus, le délire s'établit et il y a destruction de la liberté morale ; or cette liberté étant, comme le dit Maine de Biran, notre vraie personnalité, le même coup, qui frappe en nous, emporte l'homme et ne laisse qu'un automate sans conscience et partant sans responsabilité..... Pour nous, les causes de la folie sont toutes matérielles..... et nous ne concevons pas comment on a pu supposer des lésions qui porteraient ou sur la pensée elle-même, ou sur des facultés ou sur des fonctions dites essentiellement nerveuses. Haslam était, suivant nous, dans le vrai, quand il disait que c'est uniquement dans les changements, que peut éprouver l'organisation du cerveau, qu'il faut chercher les causes des diverses espèces de folie, mais qu'il faut tenir compte des altérations les plus légères » (1).

Pour P. Lucas, l'aliénation est une maladie et une maladie physique au même titre que les autres maladies. Or, toute maladie tire son origine d'une lésion de tissus ou d'une lésion de fonctions. L'aliénation a donc nécessairement ou l'un ou l'autre caractère et, dès que le premier ne se traduit nulle part dans l'organisation, qu'il ne s'accuse nulle part dans le mécanisme, c'est l'indice infaillible que le principe du mal gît dans le dynamysme, que la folie, en d'autres termes, remonte dans son essence à la source latente des troubles fonctionnels (2).

« Nous ne comprendrons jamais, écrit Morel, que les diverses puissances de l'âme puissent être lésées ou malades. L'aliéné juge, applique son attention et sa volonté ; il donne un libre cours à son imagination, mais toutes ces facultés ne s'exercent jamais qu'avec une organisation souffrante et malade, qu'avec des instruments lésés dans leurs fonctions les plus intimes (3). »

(1) F. Dubois, d'Amiens. Académie royale de médecine, séance du 8 avril 1845.

(2) Lucas. Ouvr. cit., t. II, p. 755.

(3) Morel. Etude clinique sur les maladies mentales, t. II, p. 450.

« Dans la folie, d'après Albert Lemoine, le corps seul est malade, l'esprit, inaltérable dans son essence, ne fait que subir en patient les émotions insolites que suscitent en lui les phénomènes organiques ; il ne fait qu'accepter les données absurdes que ces sensations lui imposent, et, quand il réagit sur ces sensations et travaille sur ces données, c'est toujours selon les lois de sa propre nature, aussi invariables dans la maladie que dans la santé (1). »

« L'idée d'une maladie de l'esprit, indépendante de toute cause organique, est si inintelligible que les spiritualistes eux-mêmes l'ont rejetée, et que l'on s'accorde à reconnaître que la cause de la folie est toujours un état morbide des organes ; que l'aliénation est, comme les autres, une maladie physique dans sa cause, quoiqu'elle soit mentale dans la plupart de ses effets (2). »

« Il y a longtemps déjà, que M. Baillarger écrivait les lignes suivantes : « Plus j'observe d'aliénés, plus j'acquiers la conviction que c'est dans l'exercice involontaire des facultés, qu'il faut chercher le point de départ de tous les délires (3). »

Reprenant cette idée et faisant, à l'exemple de de Guislain, ressortir l'importance qu'acquiert la sphère sensitive de la personnalité psychique dans l'étiologie et l'évolution des psychopathies, M. Luys attribue la folie au triomphe des phénomènes cérébraux réflexes sur les phénomènes cérébraux conscients et volontaires.

Maudsley enfin est plus absolu : pour lui, l'activité cérébrale dans la folie doit être comparée à celle de la moelle dans la chorée ; il s'agit donc d'une affection convulsive automatique.

Pour nous, il y a vésanie lorsque, à la suite d'un état cérébral pathologique héréditaire ou acquis, un ébranlement émotif, d'origine objective ou d'origine subjective, s'impose aux facultés

(1) A. Lemoine. L'aliéné devant la philosophie, la morale et la société, p. 421.

(2) Ribot. Ouvr. cit., p. 139.

(3) Baillarger. Annales médico-psychologiques, 1856, t. VI, p. 54 et 188.

intellectuelles et détermine chez elles un fonctionnement anormal ; il y a perte du libre arbitre et souvent inconscience du désordre des facultés. M. Baillarger n'a-t-il pas dit que la folie est une infortune qui s'ignore elle-même ?

Au début, les facultés intellectuelles sont intactes : le fou raisonne, imagine, fera preuve dans ses idées de la plus rigoureuse logique ; mais il a trouvé le point de départ de son délire dans la sphère sensitive de sa personnalité psychique ; il raisonne, il imagine, il agit sous l'empire de cet ébranlement émotif qui le tyrannise et l'envahit complètement. « Ses pensées, a dit un philosophe allemand, Herbart, ne se laissent plus troubler dans leur cours par une lutte extérieure ou intérieure. »

Nous croyons que l'étude plus approfondie de ce que l'on nomme « automatisme cérébral ou cérébration inconsciente, » éclairera d'un jour tout nouveau la pathogénie de l'aliénation mentale.

Article II.

Pathogénie de la folie.

« Si l'existence d'une tare héréditaire est la cause physique de quelque trouble moral, ou d'une particularité de caractère pouvant conduire finalement à la folie, un observateur pourra, du point de vue mental, décrire la cause comme morale, tandis qu'un autre, du point de vue de l'hérédité, la décrit comme physique. Si, dans la grande majorité des cas où l'on fait intervenir les prétendues causes morales, il y a quelque chose qui représente la principale cause, il n'en est pas moins vrai que toute cause morale agit en dernier ressort par les changements physiques qu'elle détermine dans les centres nerveux. Ceux-ci peuvent être soudains et de la nature d'une commotion, ou bien ils peuvent être graduels et de la nature d'un développement organique, comme lorsqu'un défaut de caractère s'accentue à mesure que la personne grandit, jusqu'à ce que l'équilibre de l'esprit soit détruit (1). »

On le voit, cette distinction en causes morales et en causes physiques n'est donc point pratique dans beaucoup de cas. Sans doute, l'on assiste parfois au naufrage des facultés psychiques, à la suite d'un désastre inattendu, d'un malheur soudainement appris, de revers de fortune, d'amour contrarié, de remords, de transports de jalousie, de joie excessive et même d'abus prolongé des ressources de la pensée ; il y a de ces ouragans qui détruisent tout d'un soufle et ne laissent rien sur leur passage. Mais nous voyons souvent aussi ces rudes épreuves morales fortifier le caractère, élever les sentiments, développer la raison.

De son côté, Lemoine déclare que ce sont les passions qui provoquent le plus souvent, par leur violence, des désordres organiques de toute espèce, et qui peuvent être considérées à ce titre comme les causes morales de la folie les plus communes et les plus puissantes (2).

Tout en attribuant à ces diverses causes morales une action délétère, nous ne pouvons cependant les considérer comme la véritable et unique source à laquelle l'on vient puiser l'aliénation mentale.

« Celui qui ne se borne jamais à un premier coup d'œil et qui ne s'arrête à l'enveloppe que pour la soulever, trouve laborieusement la vraie cause, la cause vivante, impérissable et transmissible, au lieu de l'ombre et de l'apparence dont il lui eût été plus facile et moins affligeant de se contenter. Le germe était là ; tôt ou tard il devait grandir ; si cette cause apparente n'eût surgi, une autre se fût produite (3). »

On se ferait, en effet, une fausse idée de la génération de la vésanie, si l'on concevait cette maladie comme se produisant toujours sous l'influence d'une cause unique bien déterminée ;

(1) Mandsley. Ouvr. cit., p. 91.

(2) Lemoine. Ouvr. cit., p. 383.

(3) Trélat. Des causes de la folie. Annales médico-psychologiques, 1856, t. I, p. 186.

il faut que cette cause déterminante trouve un terrain préparé, par la prédisposition acquise ou héréditaire, à recevoir son influence; il arrive souvent d'ailleurs que plusieurs causes occasionnelles s'associent pour engendrer l'aliénation mentale, soit par une action simultanée, soit par une action successive. Ces chocs, ces ébranlements émotifs, qu'ils soient d'origne objective ou d'origine subjective, offrent déjà à l'état normal des retentissements à distance sur toutes les fonctions de la vie végétative; c'est ainsi que l'on voit apparaître de l'anxiété respiratoire, des troubles vaso-moteurs, des perturbations viscérales de toute espèce. Viennent maintenant plusieurs secousses successives, d'une intensité plus au moins grande, ébranler un cerveau qui se trouve, en raison d'antécédents héréditaires ou acquis, dans un état pathologique spécial, aussitôt est rompue l'harmonie des fonctions cérébrales! A une première période d'éréthisme, devenu permanent, succèdent des troubles vasculaires, puis trophiques, entraînant avec eux une activité spontanée et morbide; les facultés intellectuelles s'exercent d'une façon anormale, et la vésanie s'étale au grand jour.

Ajoutons avec M. Luys, « qu'au point de vue de l'interprétation rationnelle des causes d'une maladie mentale, il est de la plus haute importance de savoir apprécier le degré d'importance de la cause perturbatrice, car il est évident que, plus elle sera minime relativement et banale, plus il y aura de disproportion entre l'effet produit et la cause, plus il y aura lieu de soupçonner, chez l'individu envahi, une complexion morale débile et une disposition originelle mauvaise » (1).

Article III.

Mode d'action de l'hérédité morbide dans la génèse de la folie.

Ce que nous avons dit dans les quatre premiers articles du chapitre précédent nous permet d'être bref; les prémisses y ont

(1) Luys. Traité des maladies mentales, 1881, p 232.

été posées ; il nous suffit donc d'en tirer les conclusions. Nous connaîtrons ainsi le mode d'action qu'exerce l'hérédité dans la production des maladies mentales.

§ 1. — Nous avons vu en effet (art. I) que toute modification purement physique et que (art. II) tout trouble atteignant les fonctions de la vie organique peuvent être transmissibles.

Nous savons en outre (art. III, IV) l'étroite dépendance qui relie les modes de perceptions sensorielles, les instincts, les penchants, les passions, les impulsions, en en mot, la sphère émotive des êtres procréés à la sphère émotive des êtres qui les procréent.

Il nous est donc facile d'en conclure que l'hérédité de la vésanie est possible, et nous en connaissons le double mode d'action.

L'innéité peut encore, il est vrai, intervenir d'une façon heureuse et salutaire ; mais il faut avouer qu'elle a beaucoup perdu de sa force et que souvent ses efforts resteront infructueux. Si l'individu sort d'une race bien douée, il apporte en naissant une organisation qui lui permet de fournir sa carrière ; qu'il naisse au contraire d'une souche revêtue d'une tache héréditaire, son organisme, mal équilibré, n'attendra qu'une cause occasionnelle pour développer les germes qu'il renferme dans son sein.

§ 2. — Dans la seconde catégorie des psychopathies, à l'inverse de ce qui se passait auparavant, l'anatomie pathologique nous montre, dans la masse encéphalique ou dans les membranes qui l'enveloppent, des lésions très appréciables, telles que : congestions, ischémie, petits foyers apoplectiques, ramollissements, sclérose, atrophie, dégénérescences de diverse nature ; il ne s'agit plus d'aliénation mentale pure, essentielle, mais d'une destruction en masse ou en partie des fonctions cérébrales ; en un mot, ce sont des délires symptomatiques directement liés à des troubles circulatoires ou à des altérations plus ou moins graves de la substance nerveuse.

L'étude que nous avons faite plus haut de la transmission des affections morbides du système nerveux nous montre donc la large part que peut prendre l'hérédité, dans la pathogénie des délires symptomatiques.

Nous comprenons maintenant, en face de cette véritable loi de solidarité, que crée entre les générations l'hérédité morbide, le rôle capital que celle-ci est appelée à jouer en psychiatrie.

Dans la seconde partie de ce travail, nous nous proposons de mettre à profit les éléments dont nous disposons, en étudiant les manifestations de l'hérédité vésanique dans les conceptions délirantes de la paralysie générale.

SECONDE PARTIE

Si l'on est généralement d accord aujourd'hui, pour considérer la paralysie générale, au point de vue anatomo-pathologique, comme une encéphalo-myélite chronique, interstitielle, diffuse, il n'en est plus de même lorsqu'il s'agit d'en exposer la symptomatologie. Les différences cliniques qu'elle peut offrir, dans son mode de début et dans son évolution, sont en effet d'une telle importance que, parfois on pourrait se croire en présence de plusieurs maladies distinctes, si l'on ne savait saisir les caractères fondamentaux qui leur sont communs.

Cette diversité de physionomie a servi de base à une classification : on a ainsi décrit des formes dites sans aliénation, des formes expansives, hypochondriaques, aiguës, maniaques, circulaires, etc.

Nous n'avons pas l'intention de faire l'historique des nombreuses opinions qui ont été émises à ce sujet, depuis Esquirol jusqu'à nos jours ; il nous suffira de résumer les deux grandes doctrines qui trouvent chacune d'éloquents défenseurs, chez les mé decins aliénistes contemporains.

Théorie unitaire. — D'après la théorie unitaire, la paralysie générale est une entité morbide qui se traduit cliniquement par trois ordres de symptômes : folie, démence et paralysie musculaire.

Au point de vne nosologique, elle doit être placée dans la classe des folies.

Théorie dualiste. — Dans un récent travail, M. Baillarger donne le résultat de recherches auxquelles il s'est livré pendant sa longue carrière scientifique ; à la théorie unitaire, il oppose la théorie dualiste qu'il résume dans les propositions suivantes (1):

1° La paralysie générale n'a pas trois ordres de symptômes pathognomoniques (délire, démence et paralysie); elle n'en a que deux, se rapportant à la démence et à la paralysie.

2° La paralysie générale est essentiellement et uniquement une démence paralytique ; elle constitue une maladie spéciale, parfaitement limitée et tout à fait indépendante de la folie ; elle doit donc, dans le cadre nosologique, être placée, non dans la classe des folies, mais dans celle des démences paralytiques.

3° Il existe, en dehors de la folie simple et de la paralysie générale, une espèce de folie d'une nature spéciale; c'est la folie paralytique.

4° Ce qu'on appelle les formes maniaques et mélancoliques de la paralysie générale, ne seraient pas, comme on l'admet généralement, des formes simples de la maladie, mais bien des formes compliquées de folie paralytique.

5° La folie paralytique précède souvent la paralysie générale et cette dernière maladie doit alors être considérée comme secondaire.

La discussion ne porte donc que sur les conceptions délirantes qui accompagnent la paralysie générale. Or, dans l'examen des nombreux paralytiques généraux qu'il nous a été permis de voir, nous avons été souvent frappé de la ressemblance qu'offrent leurs conceptions délirantes, avec les troubles psychiques que l'on rencontre chez les aliénés proprement dits. Nous nous sommes donc demandé, si le délire ne pourrait pas être de la vésanie entée sur une paralysie générale ; et c'est là le problème que nous avons cherché à résoudre, en nous appuyant sur le fait de la transmission héréditaire de la folie.

L'étude clinique était seule capable de fournir les éléments de la solution ; aussi, avons-nous réuni 68 observations de paralysés généraux appartenant à des familles d'aliénés. L'héré-

(1) M. Baillarger. Annales médico-psychologiques, janvier 1883, p. 44.

dité vésanique, dont nous avons appris à connaître l'importance et le mode d'ation dans la première partie de ce travail, ne marque-t-elle pas de son sceau les malades atteints de paralysie générale ?

Nous avons vu, en effet, la vésanie se transmettre et se manifester dans les deux tiers des cas, soit avant l'invasion de la paralysie générale, soit dans les diverses périodes de son évolution. Nous en dirons quelques mots dans un premier article ; le résumé qui accompagne chaque observation nous dispense d'entrer dans de longs détails.

Dans un second article, nous consignerons le résultat que nous avons obtenu, en interrogeant les observations des douze paralysés généraux issus de paralytiques généraux.

ARTICLE PREMIER.

Manifestations vésaniques héréditaires dans la paralysie générale.

§ 1. — *Du suicide.* — On sait que le suicide, si fréquent dans certaines formes d'aliénation mentale, est au contraire très rare dans le cours de la paralysie générale. L'hérédité du suicide, d'autre part, est un fait acquis à la science.

Or, nous possédons cinq observations, dans lesquelles cette impulsion s'est transmise par l'hérédité, chez des paralysés généraux ; deux fois on a pu constater l'identité du procédé. (Obs. XXI, XII.)

Dans les trois autres cas, les impulsions au suicide se sont montrées dans les diverses périodes de la paralysie générale et se sont aussi traduites sous la forme homicide. (Obs. IV. XX, XXIX.)

§ 2. — *De la stupeur.* — A la suite d'une vive frayeur, une femme, dont le père s'est suicidé, tombe brusquement dans un état de stupeur ; peu à peu apparaissent les signes de la paralysie générale. (Obs. XXXIX.)

§ 3. — *De la lypémanie suicide.*— Cette forme d'aliénation mentale marque le début de la paralysie générale, chez un héréditaire vésanique; à la suite d'une contrariété, il devient triste, manifeste des idées de persécution, veut tuer sa femme et se suicider. (Obs. XXIV, XVI.)

Chez un autre malade, la lypémanie suicide survient dans la deuxième période de la paralysie; elle succède à des idées de satisfaction. (Obs. XVIII.)

Enfin, elle se manifeste dans la troisième période, chez un malade qui avait présenté successivement des accès de lypémanie intermittents, des hallucinations de l'ouïe et des idées mystiques. (Obs. XXXVII.) (Voir Obs. I, XXII, XXVI, XXXVI, XLIII.)

§ 4. — *De la lypémanie avec idées de persécution et hallucinations.* — Un malade, dont le frère est atteint de lypémanie avec idées de persécution, est lui-même atteint de la même forme de délire, survenu à la suite de chagrins, lorsque, deux ans plus tard, apparaissent les premiers symptômes de la paralysie générale. C'est donc un cas d'hérédité de similitude. (Obs. XIV.)

Dans un autre cas, cette lypémanie, avec délire très actif de persécution et hallucinations de l'ouïe, signale le début de la paralysie générale. (Obs. XIX.)

Nous voyons aussi les mêmes troubles psychiques survenir à la troisième période; ils sont plus incohérents, en raison même de la démence, consécutive à des lésions cérébrales avancées. (Obs. XXIV, XXV.)

(Voir obs. I, II, IV, VI, IX, XII, XIII, XIV, XVI, XVII, XVIII, XIX, XXI, XXV, XXVII, XXIX, XXXI, XXXII, XXXIII, XXXIV, XXXV, XXXVI, XXXVII, XXXVIII, XL, XLII, XLIII XXIV, XLIV.)

§ 5. — *Lypémanie suivie d'excitation.* — Cette forme peut précéder l'invasion de la paralysie générale. Un individu héréditaire vésanique, est pris d'un accès de lypémanie d'une durée de plusieurs mois; survient ensuite un accès de manie, avec impulsions et tentatives de meurtre. La paralysie apparaît ensuite. (Obs XXVI.)

Les paralytiques généraux ayant offert, aux diverses périodes de leur affection cérébrale, un accès de lypémanie, suivi d'agitation maniaque sont très nombreux.

(Voir obs. II, III, V, IX, XI, XII, XVIII, XXXI, XXXIII, XXXIV, XXXV, XXXVI, XXXVII, XLI, XLII, XLIII, XLIV.)

§ 6. — L'accès d'agitation peut se présenter sous forme de manie aiguë, à la période d'invasion de la paralysie générale. Un choc moral a donné lieu à cette crise violente, et plus tard, ce prédisposé a offert des conceptions délirantes très variées avec hallucinations. Plus la maladie cérébrale a poursuivi sa marche envahissante, plus les troubles psychiques sont devenus incohérents. (Obs. XIII.)

§ 7. — *Alternatives de délire expansif et de lypémanie.*—Ces alternatives se rencontrent souvent dans le cours de la paralysie générale. Un individu héréditaire, se fait arrêter pour vol, à deux reprises différentes; survient un délire ambitieux avec les signes somatiques de la paralysie générale. Les conceptions délirantes disparaissent et font croire à une rémission ; mais, dans la suite, on assiste à l'explosion d'un accès de lypémanie ; la maladie cérébrale poursuit sa marche. (Obs. VII.)

(Voir obs. III, VII, VIII, X, XI, XII, XIV, XXIV, XXVII, XXVIII, XXX, XXXI, XXXII, XXXIII, XXXVII, XLII.)

§ 8. — *Rémissions dans la paralysie générale.* — Tous les auteurs qui ont écrit sur la paralysie générale, n'ont pas manqué de signaler les rémissions qu'elle peut offrir dans sa marche. M. Doutrebente, dans un long travail publié en 1878, est arrivé aux conclusions suivantes ,

1° Les symptômes les plus fugaces sont : l'agitation, le délire et le tremblement des membres ;

2° L'embarras de la parole, le tremblement des lèvres, l'inégalité des pupilles et un certain degré d'affaiblissement intellectuel persistent plus longtemps.

3° L'embarras de la parole nous a paru le symptôme le plus tenace.

De notre côté, nous avons réuni 15 observations de paralysie générale à rémission, et les conclusions qu'elles nous apportent ne diffèrent point des précédentes.

Nous dirons donc, que la rémission est constituée par la guérison de l'accès de vésanie, du délire accessoire que le malade a présenté. Mais, tôt ou tard, la maladie cérébrale entraînera avec elle la démence et le marasme. Il ne s'agit donc que d'une rémission apparente de la paralysie générale.

Une autre conclusion, qui déjà a été formulée, est que ces rémissions se présentent surtout chez les héréditaires ; ce que nous venons de dire en donne le motif.

(Voir Obs. I. II. III. IV. V. VI. VII. VIII. IX. X. XI. XII. XXXII. XLI. XLV.)

En résumé, sur ce double affaiblissement des facultés et de la motilité, dont rend suffisamment compte la lésion diffuse et progressive des centres nerveux, se trouve enté un délire, qui revêt les caractères de la vésanie pure, si la paralysie en est à son début ; plus tard les conceptions délirantes empruntent un cachet à la fois incohérent et démentiel à la déchéance des facultés intellectuelles.

La paralysie générale ne serait donc qu'une maladie purement cérébrale, et les conceptions délirantes relèveraient d'un délire accessoire que l'on aurait probablement constaté, alors même que la paralysie n'aurait pas élu domicile chez ces prédisposés à la vésanie.

Cette manière de concevoir la myélo-encéphalite, ne semble-t-elle pas s'imposer, si l'on étudie l'influence qu'exerce la paralysie générale des ascendants sur les descendants atteints de la même affection.

ARTICLE SECOND

Absence de manifestations vésaniques chez les descendants de paralytiques généraux.

Ainsi que le fait pressentir le titre de cet article, le résultat de nos investigations cliniques a été négatif, lorsque nous avons tudié les troubles psychiques que l'on pourrait voir apparaître chez des paralysés généraux issus de parents affectés de la même maladie.

Dans les 12 observations que nous avons recueillies, et qui réunissent ces deux conditions, nous avons toujours constaté que le début de la paralysie générale a été signalé par une attaque congestive, et que sur ce terrain cérébral, aucune conception purement délirante n'a emprunté à la vésanie ses caractères habituels.

(Voir Obs. LXIV. LXV. LXVI. LXVII. LXVIII. LXIX. LXX. LXXI. LXXII. LXXIII. LXXIV. LXXV.)

Cette conclusion vient d'être établie dans un récent travail de M. Ball, publié dans l'*Encéphale* (septembre-octobre 1883.) Nous y lisons que la paralysie générale ne fait point partie de la famille des folies, parce qu'elle ne naît point, comme elles, de la folie, et n'engendre point la folie. A l'instar des maladies cérébrales, elle naît des maladies cérébrales, et manifeste son hérédité par des tendances congestives.

OBSERVATIONS.

Des 80 observations, que nous allons publier à l'appui des idées soutenues dans ce travail, 64 d'entre elles sont inédites.

La première série renferme celles qui nous ont offert des manifestations évidentes de l'hérédité vésanique.

Dans la seconde série, sont placées les observations dans lesquelles la paralysie générale a évolué d'une façon normale et régulière.

Ajoutons que chacune de ces 80 observations, est suivie d'un résumé dans lequel on trouvera les éléments des conclusions formulées à la fin de notre thèse.

PREMIÈRE SÉRIE.

Observation I.

P... (Joseph), 35 ans, docteur en médecine. Sa mère est morte aliénée. Il a toujours eu un caractère très impressionnable. En 1876, il est atteint de lypémanie, cherche à s'empoisonner avec du laudanum et fait plusieurs tentatives de suicide, à la suite desquelles il est placé dans une maison de santé. Guéri de cet accès, en septembre 1877, il revient à Paris où il exerce la médecine. Peu de temps après surgit un délire mystique et, en novembre 1878, il est en proie à une crise subite de violente agitation ; on l'arrête chez un libraire où il se livrait à des actes déraisonnables. Le même jour, il avait déposé un bijou en gage chez un marchand, puis il avait déjeuné dans un des premiers restaurants de Paris ; avant de quitter la table, il avait eu soin de mettre dans sa poche la moitié d'un perdreau qu'il destinait à sa femme.

A son entrée dans le service de M. Dagonet, on constate une excitation violente et de l'insomnie, un léger embarras de la parole, du tremblement de la langue et des orbiculaires des lèvres, enfin de l'inégalité pupillaire. Au point de vue psychique, on trouve des idées ambitieuses associées à des idées hypochondriaques : il a publié un traité de médecine opératoire de 2000 pages, qui en est à sa 6e édition..... ; il veut qu'on lui applique une couronne de trépan...... De temps en temps apparaissent des idées de persécution avec hallucinations de l'ouïe : son domestique le volait, on était jaloux de lui, on lui répétait sans cesse qu'il faisait mourir ses malades.....

La paralysie générale a suivi son cours régulier pendant deux ans, sans présenter de maladies incidentes. Depuis que la faiblesse est devenue extrême, il garde constamment le lit ; parfois il crie et trouble, pendant la nuit, le repos des autres malades.

En mars 1881, attaque épileptiforme, hémiplégie gauche incomplète. Plusieurs attaques les jours suivants, et mort.

Résumé. — Ce malade avait des prédispositions héréditaires à la folie vésanique ; elles se sont manifestées par un premier accès de lypémanie suicide, avant l'apparition des premiers symptômes de la paralysie générale : cette circonstance explique en outre les conceptions délirantes variées, et les idées de persécution avec hallucinations de l'ouïe qui sont survenues pendant l'évolution de la sclérose cérébrale.

Observation II.

S... (Théodore), 38 ans, tailleur d'habits, marié. Son père est mort aliéné. Malade depuis longtemps, surtout depuis la Commune, il ne dormait plus, avait des hallucinations de la vue, voyait le diable, des brigands ; se croyait perdu, ruiné, empoisonné. En juillet 1875, à la suite de la mort de son père et de son enfant, dont il est vivement affecté, apparaît une crise de violente agitation avec quelques idées ambitieuses ; on constate aussi à cette époque du tremblement de la langue, des mouvements convulsifs de la face, et de l'inégalité pupillaire.

En août 1876, il sort de Sainte-Anne, repris par son patron, et travaille assez bien pendant dix-huit mois, lorsque tout à coup il est en proie à un accès d'agitation maniaque : idées ambitieuses et de persécution, inconscience, impulsions dangereuses. Au point de vue somatique : tremblement de la langue et des muscles de la face, embarras de la parole, pupilles inégales. L'agitation continue, et le malade meurt dans le marasme quatre mois après cette seconde séquestration.

Résumé. — Ce malade était un candidat à la folie vésanique, aussi le voit-on délirer déjà depuis longtemps lorsqu'un choc moral donne lieu à un accès de manie qui marque le début de la paralysie gérérale ; il est probable que les premières manifestations délirantes avec hallucinations de la vue doivent être rapportées à des excès alcooliques, quoique, d'après les renseignements obtenus à cette époque auprès de la sœur du malade, il semble que cette cause doit être écartée. Une faible dose d'alcool était suffisante pour amener l'intoxication chez un individu entaché d'hérédité vésanique. Ajoutons que cette paralysie générale nous offre une rémission d'une durée de dix-huit mois, et dans la seconde période de cette maladie, aux idées de grandeur se sont encore associées des idées de persécution.

Observation III.

B..., (Emile), 42 ans, chimiste, marié. A l'âge de 16 ans, il est pris d'un accès d'aliénation mentale, pour lequel il est traité pendant plusieurs mois à l'asile de Dinan. Depuis cette époque, il a toujours fait preuve de faiblesse intellectuelle, et s'est marié avec sa maîtresse, sans tenir compte des observations de sa famille. Il était devenu hypochondriaque, se plaignait sans cesse de la tête, de l'estomac, etc..... A l'âge de 42 ans, il est fréquemment en proie à des éblouissements accompagnés de céphalalgie intense, pendant une période de quinze jours, puis survient de l'agitation maniaque avec idées confuses ambitieuses et hypochondriaques. Le calme reparaît au bout de quelques jours, mais on constate un affaiblissement profond des facultés, de l'embarras de la parole, et de l'inégalité pupillaire. Cet état se prolonge pendant 8 ans, entraînant une démence complète ; la mort a été due à une congestion cérébrale.

Résumé. — Ce malade héritait de lui-même lorsque la paralysie générale s'es développée, puisqu'il avait offert un accès de folie vésanique vingt-six ans auparavant. Le délire n'a pas été très bruyant, quoiqu'il ait encore eu des manifestations de nature ambitieuse et de nature hypochondriaque ; mais il faut tenir compte des accidents cérébraux graves qui ont marqué le début de l'encéphalite, et qui ont détruit rapidement et en masse toutes les facultés psychiques.

Observation IV.

R... (Eugène), 35 ans, marié, coiffeur. Oncle paternel lypémaniaque s'est suicidé; cousin germain aliéné. En 1878, congestion cérébrale avec hémiplégie droite passagère. Après avoir fait quelques excès de boissons, il est pris d'attaques épileptiformes suivies d'excitation maniaque : hallucinations de la vue et de l'ouïe, terreurs, toxicophobie et impulsions subites au suicide. En mars 1879, délire ambitieux avec hésitation notable dans la parole, tremblement de la langue, des muscles de la face et inégalité pupillaire. Il sort amélioré le 26 juin 1879. Les idées de richesses ont disparu, mais ce malade, quoique calme, ne peut travailler. Après une rémission partielle d'une durée de 16 mois, il est placé de nouveau à Sainte-Anne : on constate alors un affaiblissement considérable des facultés avec perte de la mémoire, de l'embarras de la parole et de l'inégalité pupillaire. La déchéance physique et intellectuelle marche d'un pas rapide, et ce malade meurt peu de temps après dans le marasme.

Résumé. — Cette observation nous offre un cas d'hérédité morbide : l'impulsion au suicide. Les troubles psychiques qui se sont produits les premiers doivent être rapportés à une intoxication alcoolique. Plus tard s'est installée la paralysie générale ; elle n'a pas évolué d'une façon continue : une rémission d'une durée de seize mois s'est produite entre la première période revêtue d'un cachet ambitieux, et la seconde caractérisée par la démence.

Observation V.

B... (Jean), 48 ans, marié, cultivateur. Père alcoolique ; plusieurs membres de la famille aliénés. Pas d'excès alcooliques. A la suite d'un accident de voiture, changement de caractère : gardait le silence, ne voulait plus travailler. Six semaines après, accès d'agitation violente, se fait arrêter pour vol d'abricots ; séquestré à Sainte-Anne, en juillet 1874, on constate bientôt de l'affaiblissement notable des facultés, avec hésitation de la parole et tremblement de la langue et des muscles de la face. De temps en temps surgissent quelques idées de satisfaction. Au bout de neuf mois, ce malade présente une amélioration sensible ; il est rendu à la liberté. Quatre ans plus tard, il rentre à Sainte-Anne : perte de mémoire absolue, démence et tous les signes somatiques de la paralysie générale. Huit jours après, il meurt à la suite d'attaques épileptiformes.

Résumé.—Ce prédisposé à la vésanie nous offre un court accès de lypémanie suivi d'agitation maniaque ; à cette époque la sclérose cérébrale commence à s'installer. Les troubles vésaniques disparaissent et ce malade présente une rémission d'une durée de quatre ans. Au bout de ce temps, la paralysie a fait de tels progrès que l'on constate une profonde démence, sans conceptions délirantes.

Observation VI.

B... (Jean-Baptiste), 48 ans, ex-gardien de la paix. Grand'père paternel mort aliéné ; père original, a perdu sa fortune et s'est alcoolisé ; deux frères imbéciles. Pas d'excès alcooliques. Depuis six mois, il avait, dit-il, des cauchemars ; il entendait des voix et voyait des choses bizarres nuit et jour, lorsqu'il est entré à Sainte-Anne en août 1879. On constate alors de l'affaiblissement des facultés mentales avec quelques idées de satisfaction. La parole est hésitante, il y a du tremblement des lèvres, et les pupilles sont largement dilatées. Au bout de deux mois, il est rendu à la liberté, et ne présente que de l'affaiblissement des facultés intellectuelles. En avril 1883, il revient à Sainte-Anne : on remarque surtout une perte considérable de la mémoire avec une inconscience absolue. Rarement apparaissent quelques idées de satisfaction : il possède une bonne santé et demande à sortir pour reprendre ses fonctions ; sous peu il sera nommé brigadier, etc...... Lenteur dans la parole, inégalité pupillaire et tremblement de la langue.

Résume. — Début par troubles psychiques accompagnés d'hallucinations. La paralysie présente, dans son évolution, une rémission d'une durée de quatre ans et demi.

Observation VII.

D... Gaston, marié, employé de commerce, 31 ans. Père et frère aliénés. Pas d'excès alcooliques. Dérangé depuis plusieurs mois, à la suite de pertes d'argent. Impulsion au vol : une première fois, il est arrêté, mis en prison, puis rendu à la liberté ; quelques jours plus tard, il dérobe plusieurs objets dans un magasin, c'est alors qu'il est conduit à Sainte-Anne, en août 1876. Apparition d'un délire ambitieux : il fait des affaires colossales, il a quatre millions à la Banque il distribuera 100,000 francs à tous ses amis, il deviendra ténor au grand Opéra, il s'est aperçu qu'il possède une voix superbe. Embarras de la parole, inégalité pupillaire. En février 1877, une amélioration sensible se déclare, on le met en liberté. Une fois sorti, il entre au Crédit-Parisien, où il reste jusqu'en janvier 1878. A cette époque, il est pris tout à coup d'un accès de lypémanie : refus d'aliments et mutisme absolu. Cet état persiste pendant plus d'un mois. Au bout de ce laps de temps, le malade devient de plus en plus faible, la diarrhée s'établit, il y a une atonie complète de la vessie, la fièvre surgit et tout fait craindre une fin prochaine. Peu après cependant, l'état général devient meilleur, la santé physique se relève, et vers le milieu du mois de mai il entre en pleine convalescence. Son caractère est très irritable, la parole est hésitante, et la pupille gauche fortement dilatée, lorsqu'il est rendu à sa famille, en février 1879.

Résumé. — Un choc moral donne lieu à des troubles psychiques et l'on voit survenir une impulsion au vol. Peu après, apparition des symptômes de la paralysie générale : troubles psychiques à forme circulaire. Une première rémission d'une durée de douze mois. Seconde rémission qui n'a pas encore été suivie de rechute.

Observation VIII.

D... Jules, 38 ans, marié, négociant. Cousins et cousines aliénés. Intelligence assez développée, a beaucoup voyagé, parle plusieurs langues étrangères ; n'a pas fait d'excès alcooliques. En septembre 1881, est atteint de manie ambitieuse, caractérisée par de l'insomnie, de l'agitation, des actes déraisonnables, des idées de grandeur et de richesses : il a 300 ouvriers, il gagne des millions, il appartient à une famille illustre... On constate aussi un léger embarras de la parole, et les pupilles sont un peu inégales. Au bout de deux mois, ce malade sort du service de M. Dagonet, en présentant une amélioration notable. De retour chez lui, il ne travaille pas, s'occupe de choses puériles. Douze mois après, il se livre à des excès alcooliques, part pour Londres et revient bientôt à Paris, où il fait des dépenses absurdes. En décembre 1882, nouvel accès d'excitation avec idées ambitieuses : il est chevalier de la légion d'honneur, il a des millions... La mémoire est très affaiblie, mais il n'y a plus de troubles appréciables de la motilité. L'agitation continue; il déchire ses vêtements, s'empare de tout ce qui lui tombe sous la main, devient malpropre. En dernier lieu apparaissent des idées hypochondriaques et les signes somatiques de la paralysie générale : on l'empoisonne, il est bien malade, il demande pardon des injures qu'il a proférées, il pleure nuit et jour, enfin il meurt dans le marasme, en juin 1883.

Résumé. — Ce malade présente un accès de manie ambitieuse, accompagnée des signes somatiques de l'affection qui doit l'emporter deux ans après; mais il survient une rémission incomplète d'une durée de treize mois. Des excès alcooliques donnent lieu à un nouvel accès, et nous voyons apparaître, en dehors du délire ambitieux, de la kleptomanie, et des idées hypochondriaques.

Observation IX.

(Bayle, maladies du cerveau, p. 359).

C... Joseph, 37 ans, armateur. Tante aliénée. Caractère vif, sérieux, mais bizarre ; a toujours montré un goût particulier pour les grandes entreprises. En 1810, il fonde une maison de commerce à Hambourg, et le gouvernement lui confie la construction des corvettes de l'Etat. En 1812, il est chargé par un général d'escompter des billets de banque anglais, qui se montent à une somme considérable. Il en avait changé un grand nombre, lorsqu'il apprend, de Londres, que ces billets sont faux ; ce bruit, s'étant répandu à Hambourg, y excite une émeute, et C... peut à peine échapper à la fureur populaire, qui se porte sur ses magasins et sur ses chantiers de construction. Dès lors, se trouvant ruiné, il tombe dans un accès de profonde mélancolie : il croit qu'une conspiration a été ourdie contre lui et que bientôt il sera mis à la torture... Cet état dure plus d'un an et diminue progressivement. En 1817, il éprouva un chagrin très vif d'être mis en prison pour le paiement d'un billet qu'on lu avait fait signer par tromperie ; peu après, nouvel accès de lypémanie suivi d'un moment d'agitation. Au bout d'un mois de séjour dans la maison d'Esquirol, le malade sort guéri. En 1820, il intente un procès contre un ancien ministre de la police, qu'il regardait comme l'auteur de la perte qu'il avait subie dans son opération sur les billets de banque anglais. Son affaire, après avoir passé par les tribunaux, est renvoyée au Conseil d'Etat. Elle exige de lui une foule de démarches, qui ne laissent pas que de lui donner beaucoup d'inquiétude, et c'est à ces causes réunies que l'on attribue la rechute du malade vers le milieu de l'année 1820. Bientôt il est atteint de délire ambitieux : il se croit très riche, il se figure avoir fait des armements qui lui rapporteront des sommes immenses, il signe des bons de 15,000 francs .., sa parole s'embarrasse, il chancelle sur ses jambes. Un accès de violence survient : il brise et déchire ce qui lui tombe sous la main, coupe ses vêtements, prend sa femme à la gorge pour l'étrangler, se plaint de maux de tête et mange avec gloutonnerie. Peu de temps après le calme se rétablit, le délire est moins bruyant, les forces musculaires gagnent du terrain, et trois mois s'écoulent à peine, lorsqu'il est rendu à sa famille, en période de complète rémission.

Résumé. — Nous voyons survenir chez ce prédisposé à la vésanie, deux accès de lypémanie à sept ans d'intervalle ; plus tard la sclérose cérébrale se manifeste par des signes physiques et par un délire ambitieux. Il serait intéressant de connaître la durée de la rémission de la paralysie générale ; nous regrettons que cette observation soit incomplète.

Observation X.

(Bayle, maladies du cerveau, p. 9).

S... Philippe, 49 ans, brasseur. Père aliéné. Caractère doux, sensible, mais très intéressé. Faisait de bonnes affaires et éprouvait une joie extraordinaire de voir augmenter sa fortune, lorsqu'il est pris, en septembre 1818, d'un délire ambitieux avec grande exaltation : il va faire le tour du monde, il enverra au Grand Turc 45 femmes, sur chacune desquelles il gagnera un million. Après quelque temps de calme, il est en proie de nouveau à des conceptions de nature ambitieuse : il est le plus heureux des hommes, son épouse est la plus belle femme du monde, il possède des millions, il va faire des entreprises qui lui rapporteront des sommes immenses... La mémoire est affaiblie et l'on constate de l'embarras de la parole. En décembre, le délire disparaît : il ne se croit plus riche et heureux comme il le disait ; l'embarras de la parole disparaît aussi, et le 11 janvier 1819, il est rendu à sa famille en état de complète rémission. Mais il ne tarde pas à devenir hypochondriaque et, vers le milieu de décembre, apparait une nouvelle crise de délire ambitieux avec agitation violente ; les symptômes physiques de la paralysie générale s'accusent de plus en plus, et la mort arrive par strangulation.

Résumé.—L'hérédité se manifeste par des troubles psychiques, avant l'apparition des signes somatiques de la sclérose cérébrale; par une rémission notable et enfin par un délire à forme circulaire.

Observation XI.

T... Modeste, 39 ans. marié, ciseleur. Son père est mort aliéné à Bicêtre. Pas d'excès alcooliques. Atteint depuis deux ans de délire mélancolique avec idées hypochondriaques, lorsqu'il entre à Sainte-Anne dans le service de M. Dagonet. A cette époque, aux idées dépressives s'associent des conceptions de nature ambitieuse : C'est la bile qui le fatigue, quand il en sera débarrassé, il gagnera beaucoup d'argent. On constate aussi de l'hésitation de la parole et du tremblement de la langue ; les pupilles sont égales. Au bout de trois mois, amélioration très sensible et mise en liberté ; mais cette rémission ne dure que sept mois. Ce malade présente alors quelques crises d'excitation maniaque avec quelques idées incohérentes de richesses et de satisfaction ; la démence s'accompagne des signes physiques de la paralysie générale. — Cours régulier et mort dans le marasme.

Résumé. — Ce malade trahit son vice héréditaire, par un délire mélancolique; ce n'est que deux ans plus tard que survient la paralysie générale avec son cortège de troubles physiques et de conceptions délirantes de nature ambitieuse; les idées hypochondriaques persistent et ne sont détruites que par une démence complète.

Observation XII.

V... Anatole, 35 ans, marié, employé. Son oncle est aliéné. Pas d'excès alcooliques. En août 1879, accès de lypémanie, suivi d'une période expansive avec idées de richesses. Rémission d'une durée de dix-sept mois. Congestion cérébrale, à la suite de laquelle ce malade s'excite et devient méchant : délire tantôt expansif, tantôt dépressif ; hallucinations de l'ouïe, entend répéter deux fois le même mot. Embarras de la parole, inégalité pupillaire, faiblesse des membres inférieurs. Démence et mort dans le marasme en novembre 1882.

Résumé. — Premier accès de lypémanie et début d'une paralysie générale, suivis d'une rémission de dix-sept mois. Attaque congestive hâtant l'évolution de la sclérose cérébrale. Pendant cette seconde période, délire varié avec hallucinations de l'ouïe.

Observation XIII.

B... (Achille), 31 ans, marié, licencié en droit. Mère nerveuse et oncle maternel mort aliéné en 1872. Depuis un an, on remarquait un dérangement d'esprit chez B..., lorsque survint un accès de manie suraiguë à la suite d'ennuis d'argent; quoique marié, il entretenait une maîtresse qui lui fit contracter des dettes importantes. Il est arrêté criant dans la rue qu'il vient de découvrir un assassin; le même jour, il a une attaque épileptiforme. A son entrée à Sainte-Anne, on constate chez lui des idées ambitieuses et mystiques, des terreurs subites avec hallucinations de la vue, une agitation continuelle; il tient des propos incohérents relatifs à la police, etc... Peu à peu, avec le calme, apparaît de l'embarras de la parole, plus tard de l'inégalité pupillaire. La maladie suit un cours régulier, les conceptions délirantes font place à la démence, et, au bout de deux ans, le malade est emporté par une série d'attaques épileptiformes.

Résumé. — L'hérédité morbide marque de son sceau le nommé B..., le jour où il cesse de travailler, pour quitter sa femme et vivre en concubinage; un choc moral donne lieu à un accès de manie, et sur ce terrain préparé à la vésanie, l'on voit surgir des conceptions délirantes variées avec hallucinations. La sclérose envahit de plus en plus le cerveau, et la démence succède à cette explosion de troubles psychiques.

Observation XIV.

B... (Octave), 40 ans, marié, surveillant à la Compagnie des eaux de Paris. Son père est atteint de lypémanie avec délire de persécution.

Très doux étant jeune ; il a eu la fièvre typhoïde à l'âge de 16 ans. A eu beaucoup d'ennuis, travaillait beaucoup ; pertes d'argent, à la suite desquelles il est devenu triste : il rendait sa femme malheureuse, lui faisait des scènes, manifestait des idées de persécution, se croyait tantôt riche, tantôt misérable. Deux ans après, apparition des signes somatiques de la paralysie générale, avec alternatives de délire ambitieux et de délire hypochondriaque. Le 23 juin 1883, il est pris d'un accès de violente agitation, il croit qu'on va le tuer, il refuse de manger parce que l'on mêle du poison à ses aliments, et, le 14 juillet de la même an-année, il meurt de congestion cérébrale.

Résumé. — L'hérédité morbide se traduit par des idées de persécution à la suite d'un choc moral, puis par un délire tantôt expansif, tantôt dépressif avec toxicophobie, pendant l'évolution de la paralysie générale.

Observation XV.

C... (Antoine), 51 ans, marié, bijoutier. Son père est mort aliéné à Bicêtre. Niveau intellectuel assez faible. En 1871, il a commencé à devenir irritable, il entrait à chaque instant dans de violentes colères. En 1874, il fait quelques excès alcooliques et devient méchant, impulsif. Bientôt la parole s'embarasse, quelques rares idées de satisfaction apparaissent, le calme revient, les facultés s'affaiblissent et ce malade meurt dans le marasme en décembre 1879.

Résumé. — Quelques excès alcooliques suffisent pour rendre impulsif ce malade prédisposé à la vésanie ; tout délire disparaît ensuite devant la marche envahissante de la sclérose cérébrale.

Observation XVI.

D... (Ambroise), 44 ans, marié, limonadier. Ce malade a eu un accès de folie dans sa jeunesse. En 1871, à la suite de contrariétés de ménage, ce malade est devenu méchant ; il insultait tout le monde, menaçait de tuer sa femme et de se suicider, manifestait des idées de persécution. Il boit de l'absinthe, devient impulsif, cherche un jour à étrangler sa domestique, va faire une scène chez sa mère, dépose une plainte à la Préfecture, et, tout à coup, est en proie à un accès de fureur maniaque. La parole s'embarrasse, les pupilles sont inégales, un délire ambitieux surgit : il est le fils d'une famille dont l'origine remonte à 2,000 ans, il se dit ministre de la guerre, etc... L'agitation continue, il survient de l'amaurose et de la surdité. L'affaiblissement marche d'un pas rapide, la mort arrive en mars 1874.

Résumé. — Ce malade hérite de lui-même, car il a eu un accès de folie dans sa jeunesse. Un choc moral amène des idées de suicide et de persécution ; quelques excès d'absinthe produisent l'impulsion, et la paralysie générale avec un délire ambitieux ne se déclare que deux ans après par un accès de fureur maniaque.

Observation XVII.

G... (Armand), 45 ans, marié, négociant. Son père est mort aliéné. Caractère irritable, obstiné, désagréable. Pas d'excès alcooliques. Depuis deux ans il est halluciné et persécuté, lorsque les facultés s'affaiblissent et que l'embarras de la parole apparaît. Délire ambitieux et mystique. L'affection suit son cours régulier pendant deux ans, et la mort survient à la suite d'une pneumonie.

Résumé. — Signes héréditaires, hallucinations de l'ouïe pendant deux ans avec idées de persécution, avant le début de la sclérose qui s'accompagne d'un délire ambitieux et mystique.

Observation XVIII.

G... (Louis), 39 ans, marié, peintre. Tante folle; cousin germain, du côté maternel, fou. Pas d'excès de boissons. Il y a un an, joie exagérée et non motivée, puis accès de lypémanie suicide, avec idées de persécution et hallucinations. Depuis quinze jours, il est devenu agité et manifeste ensuite des idées incohérentes, à la fois de satisfaction et de persécution ; les signes somatiques de la paralysie générale s'établissent, l'affaiblissement des facultés mentales fait des progrès, les idées de suicide persistent, et la mort survient au bout de sept mois à la suite d'une congestion cérébrale.

Résumé. — Folie héréditaire caractérisée par une période de satisfaction suivie d'un accès de lypémanie suicide, avec idées de persécution et hallucinations. La sclérose cérébrale se surajoute au bout d'un an et le délire conserve ses alternatives de dépression suicide et de satisfaction.

Observation XIX

G... Ernest, 32 ans, marié, sellier. Tante et cousin aliénés, mère nerveuse. Pas d'excès. A la suite de contrariétés de ménage, il accuse des douleurs vagues dans tout le corps, se plaint de sensations bizarres dans le dos, le ventre, les reins. Bientôt un délire de persécution avec hallucinations de l'ouïe s'établit : la pendule et toutes les personnes qui l'environnent ne cessent de lui parler, on l'accuse d'avoir un penchant pour les hommes, il entend qu'on lui parle à travers la fenêtre pendant la nuit, on l'appelle « le pantalon vert »..... Il se porte à des voies de fait contre un individu qu'il veut tuer, et à son entrée à Sainte-Anne, on constate un affaiblissement des facultés mentales avec léger embarras de la parole. Ces derniers symptômes s'accentuent, mais les idées de persécution et les hallucinations de l'ouïe persistent dans toute leur intensité pendant quatorze mois; plusieurs attaques épileptiformes surviennent alors et entraînent la mort.

Résumé. — Il y a lieu de faire les mêmes remarques que pour l'observation qui précède; notons seulement la persistance et l'intensité des idées de persécution et des hallucinations de l'ouïe, pendant l'évolution de la sclérose cérébrale, avec l'absence totale d'excès alcooliques.

Observation XX

H... Etienne, 30 ans, célibataire, propriétaire. Grand-père maternel suicidé, après avoir tué sa femme ; tout le côté maternel atteint d'aliénation mentale. Vie déréglée, vols, escroquerie, condamnation à dix ans de prison, pour tentative de meurtre sur sa mère. Après quelques excès alcooliques, excitation maniaque avec délire des grandeurs : il a des milliards multipliés par des millions, il possède des propriétés magnifiques, il a fabriqué 18 000 pièces de fine champagne, il connaît la médecine, il écrit dans tous les journaux, etc... La parole s'embarrasse, les pupilles sont inégales, et au bout de peu de temps, la mort arrive subitement en janvier 1878.

Résumé. — Hérédité morbide accumulée, perversion du sens moral, transmission de la tendance au meurtre. Quelques excès alcooliques entraînent une violente excitation maniaque, et la mort vient interrompre brusquement une sclérose cérébrale dont il aurait été intéressant de suivre l'évolution.

Observation XXI

M... Auguste, 39 ans, marié, serrurier. Père lypémaniaque, s'est noyé. Malade depuis quatre ans, ne travaille plus, faible d'esprit, se croit repoussé de tout le monde, et veut se jeter à l'eau. En dernier lieu quelques excès alcooliques suivis d'une attaque épileptiforme. Trouvé couché près des fortifications. A son entrée à Sainte-Anne, on constate un affaiblissement considérable des facultés mentales avec prédominance d'idées de persécution, un embarras énorme de la parole et de l'inégalité pupillaire. Il meurt six mois plus tard, en novembre 1881, à la suite de plusieurs attaques épileptiformes.

Résumé. — Hérédité suicide, avec identité de procédé; persistance d'idées de persécution pendant le cours de la paralysie générale; absence de toute autre manifestation délirante.

Obsetvation XXII

(Due à l'obligeance de notre ami, le Dr Vallon, chef de clinique des maladies mentales.)

D... Louis, 34 ans, charbonnier, entre à Sainte-Anne, service de M. le professeur Ball, le 2 juin 1883. Père, grand buveur, s'est suicidé; mère a des attaques de nerfs; deux frères ayant eu des convulsions dans l'enfance. D... est un homme robuste et bien constitué; il n'a jamais fait de maladies. Pas d'excès alcooliques. En février 1883, il est atteint de brûlures assez graves aux jambes. Entré à Beaujon, il y reste trois semaines ; on le dirige ensuite sur l'Asile des convalescents de Vincennes. De retour dans sa famille, on remarque qu'il est devenu taciturne, et peu disposé à travailler. Au commencement du mois de mai, on constate un peu d'embarras de la parole accompagné d'idées déraisonnables. A cette même époque, il est devenu extrêmement vorace. Le 1er juin, il se précipite dans la Seine ; retiré aussitôt par des mariniers, on le conduit chez le commissaire de police et de là à Sainte-

Anne. A son entrée, D... présente des signes évidents d'une paralysie générale assez avancée : son intelligence et sa mémoire sont très affaiblis, la parole est lente et embarrassée, il y a du tremblement fibrillaire de la langue, les forces sont considérablement diminuées, mais les pupilles sont égales. Il manifeste en outre des idées hypochondriaques absurdes : il est bouché, il ne peut plus avaler. Interrogé sur les motifs qui l'ont poussé à se jeter à l'eau, il répond qu'il a voulu se tuer, parce qu'il est pourri et qu'il a pourri sa femme. La maladie suit une marche régulièrement progressive sans rien présenter de spécial. Aujourd'hui, il est complètement dément et gâteux.

Résume. — Comme on le voit, nous sommes en présence d'une paralysie générale vulgaire, à forme dépressive. Mais il est un point de l'histoire du malade qui n'est pas sans offrir quelque intérêt, c'est la tentative de suicide qu'il a commise. Nous savons, d'une part, que le suicide, si fréquent dans certaines formes d'aliénation mentale, est, au contraire, rare dans la paralysie générale, et, d'autre part, combien il est souvent transmis par l'hérédité. Or, le père de ce malade s'est asphyxié; il nous est permis de supposer que si notre malade s'est précipité dans la Seine, c'est parce qu'il avait hérité de son père de cette tendance ou suicide.

Observation XXIII

(Due à l'obligeance de notre collègue et ami, V. Vétault, interne des Asiles de la Seine.)

L.... Augustine, 39 ans, mariée, sans profession. Mère bizarre, sœur raitée pendant plusieurs années pour un délire mélancolique avec idées de persécution et de suicide. En 1877, on constate, chez elle, un affaiblissement très marqué des facultés intellectuelles et affectives avec accès d'agitation dont l'intensité augmente à chaque période menstruelle. Il y a, en outre, de la voracité, des troubles de la sensibilité générale et des idées érotiques. Quelques idées ambitieuses apparaissent et, en 1880, la parole devient hésitante, l'inégalité pupillaire s'accentue. A cette époque, la malade a fait quelques excès alcooliques. Nouvelles alternatives de calme et d'excitation, réponses enfantines, sourires et idées de satisfaction. Au bout de quelques mois elle est en proie à un délire mélancolique avec idées de persécution et hallucinations, qu'accompagnent de temps en temps des idées incohérentes de satisfaction. Elle se plaint, on lui fait du mal, on l'insulte.... aussi répond-elle sans cesse à « ses invisibles » qui ne lui laissent plus un seul instant de repos. Aujourd'hui la démence a fait de grands progrès, mais les hallucinations de l'ouïe n'ont pas disparu, et l'on trouve encore quelques idées de satisfaction. Gâtisme.

Résumé. — La paralysie générale évolue et s'accompagne de quelques idées de satisfaction ; mais l'hérédité vésanique se traduit par un délire mélancolique, avec hallucinations et troubles de la sensibilité générale.

Observation XXIV

(Communiquée par notre ami, le Dr Millet, médecin-adjoint de l'Asile de Prémontré.)

W..., 56 ans, sculpteur. Sœur aliénée. Très intelligent; lorsqu'il allait à l'école, il apprenait facilement. Pas d'excès alcooliques. Vers l'âge de 29 ans, il est sujet à de violents maux de tête ; la moindre contrariété suffisait pour les occasionner. En 1870, il éprouva tout à coup une sensation de froid dans tout le côté gauche ; en même temps, il lui semblait avoir dans la tête quelque chose, comme un petit chat qui courait et lui causait des sensations désagréables, énervantes, insupportables. Ce phénomène se produisait tous les jours, mais il disparut au bout de quelques mois. En 1879, survinrent de nouveaux accidents : il reste trois jours sans manger, parce qu'il est mort, puis il se couche pour garder le lit pendant une année, disant qu'il a mal partout, et nulle part en particulier. On remarque qu'il se lève quand il ne voit personne, pour se promener en chemise dans sa chambre, et se recouche dès qu'il entend du bruit. Des idées de richesses apparaissent; il va, dit-il, aller à la noce, il possède une grande fortune... Embarras de la parole, inégalité pupillaire. En août 1882, attaque congestive ; mais au bout d'un jour les accidents ont disparu. En octobre, alternatives d'idées ambitieuses et d'idées de persécution : tantôt il déclare qu'il a 60 millions, tantôt il se plaint de ce que son frère lui a volé 25 000 francs, ou de ce que le gouvernement a assassiné son métier et l'a réduit à la mendicité. Démence et gâtisme.

Résumé. — Ce malade avait des prédispositions héréditaires manifestes à la folie vésanique, et cette circonstance explique les conceptions délirantes bizarres, les extravagances, les idées hypochondriaques et les idées de persécution que l'on trouve aujourd'hui, associées aux idées ambitieuses dont s'est accompagnée la paralysie générale.

Observation XXV

P... Arsène, 36 ans, marié, blanchisseur. Père mort aliéné à Bicêtre, frère paralytique général à Bicêtre. Pendant un an il se plaint de maux de tête, il perd la mémoire et ne peut plus travailler. Apparition des signes somatiques de la paralysie générale avec conceptions délirantes variées : idées de richesses, il dit à sa femme qu'elle touchera 4 milliards ; idées hypochondriaques avec prédominance d'idées de persécution : il croit que sa femme le trompe, il l'entend venir dans le dortoir pendant la nuit, on se moque de lui, etc... Au bout de dix-huit mois, il meurt dans le marasme en avril 1882.

Résumé. — L'hérédité se manifeste sous une double forme congestive et vésanique : la première explique le début de la sclérose cérébrale par les maux de tête, et la seconde rend compte du délire varié qui l'accompagne un an plus tard : idées ambitieuses, hypochondriaques et de persécution; il s'agit donc à la fois d'un cérébral et d'un vésanique.

Observation XXVI

P... Numa, 51 ans, marié, ouvrier. Enfant naturel, mère aliénée. Pas d'excès alcooliques. Caractère violent, exalté. Il y a un an, en 1872, accès de lypémanie ; quoique marié, il s'engage dans l'armée ; il déserte brusquement, et lorsqu'on l'arrête, il est pris d'un accès de fureur. Réformé, il fait une tentative de meurtre sur sa femme qui avait dû se séparer de lui. Peu après, manie violente, impulsions. Apparition des signes somatiques de la paralysie générale avec quelques idées incohérentes de satisfaction. Au bout de trois mois, il meurt, en mars 1874, à la suite de plusieurs attaques épileptiformes.

Résumé. — Signes héréditaires évidents; plus tard, évolution de la sclérose cérébrale. Impulsion à l'homicide.

Observation XXVII

T... Julien, 38 ans, marié, employé. Ancêtres paternels et maternels idiots. Pas d'excès alcooliques. Lypémanie avec idées de persécution : le fils de son patron lui en veut, il l'a fait mettre à la porte, on lui cherche querelle, etc... Deux ans après, attaque congestive suivie d'hémiplégie droite. On constate de la perte de la mémoire, de l'embarras de la parole, du tremblement de la langue et de l'inégalité pupillaire. Déprimé, morose, il grince des dents, mange gloutonnement, et meurt dans le marasme au bout de onze mois.

Résumé. — Il s'agit d'un dégénéré : Pendant deux ans, il est atteint de lypémanie avec idée de persécution ; mais son délire se renferme dans des proportions modestes, en raison de la débilité mentale préexistante ; il suffira même d'une attaque congestive pour amener une démence précoce.

Observation XXVIII.

T... (Louis), 24 ans, célibataire, corroyeur. Père alcoolique. Caractère jaloux et peu intelligent. A commencé à l'âge de 15 ans, à faire des excès vénériens et alcooliques. Depuis un an, il ne veut plus voir son frère, lorsqu'il est alors atteint d'un accès de lypémanie. Au bout de six semaines, excitation maniaque, loquacité ; arrêté, ayant brisé divers objets de son mobilier. Apparition d'embarras de la parole, d'inégalité pupillaire, de tremblement de la langue et des orbiculaires des lèvres ; enfin, idées incohérentes ambitieuses et dépressives. Huit mois plus tard, démence et mort à la suite de congestion cérébrale.

Résumé. — Ce malade est aussi un dégénéré : Début psychique et délire incohérent, suivi promptement de démence.

Observation XXIX.

C... (Victor), 37 ans, marié, maraicher. Père lypémaniaque, s'est noyé ; mère très vive ; sept frères, tous d'un caractère emporté, sœur idiote. Pas d'excès alcooliques. En 1880, il devient méchant, frappe sa femme, manifeste des idées de persécution. En 1881, attaque congestive avec vertiges qui se reproduisent tous les huit ou dix jours; c'est alors qu'il s'agite, menace de tuer sa femme, disant qu'elle lui fait du mal, poursuit ses voisins à coups de fourche, et continue du reste à travailler. Mais bientôt la mémoire se perd : il oublie de payer ses achats ; la parole s'embarrasse, les pupilles sont inégales, et l'on constate un léger tremblement de la langue et des lèvres. De temps en temps, vive irritation, frayeurs, impulsions violentes, cherche à escalader les murailles. La démence fait des progrès, les idées de persécution n'ont pas entièrement disparu. En janvier 1883, attaque épileptiforme. Aujourd'hui, ce malade est devenu gâteux.

Résumé. — Pendant deux ans, avant l'apparition de la sclérose cérébrale, ce malade a présenté des idées de persécution, avec hallucinations et impulsions violentes; cet état psychique n'a, en partie, disparu que pour faire place à la démence.

Observation XXX.

F... (Jules), 45 ans, marié, employé. Père violent, brutal; neveu épileptique. Pas d'excès alcooliques. Malade depuis 1880 : devenait irritable, ne dormait plus, était déprimé. En 1881, idées hypochondriaques : il avait du feu dans la tête, on lui avait fermé le nez et les oreilles, mais il a trouvé le moyen de les ouvrir. Perte de la mémoire, affaiblissement des facultés intellectuelles, embarras de la parole, tremblement de la langue et des lèvres, inégalité pupillaire. Idées vagues de satisfaction : il a une femme rare, d'une intelligence supérieure, il possède ce trésor depuis l'âge de 7 ans... Attaques épileptiformes tous les trois mois. Aujourd'hui, même état et démence.

Résumé.— Début par idées mélancoliques et hypochondriaques, auxquelles s'associent plus tard quelques conceptions délirantes de nature ambitieuse.

Observation XXXI.

H... (Laurent), 28 ans, célibataire, doreur. Grand-père mort fou; frère alcoolique, violent, mort tuberculeux; mère hystérique ; trois frères exaltés, sœur hystérique. Devenu sombre, se lamentait, avait des idées hypochondriaques, craignait de mourir. En juillet 1881, vertiges à la suite desquels, il se livre à des actes déraisonnables qui nécessitent son placement à Sainte-Anne; on porte le diagnostic de paralysie générale avec hallucinations de la vue. Sur les instances de sa mère qui prétend que son fils n'est point aliéné, celui-ci est mis en liberté. Quelques jours plus tard, il est réintégré d'office à Sainte-Anne. Aux idées dépressives, succède un délire ambitieux avec excitation; il va s'embarquer à Cherbourg et livrer en mer des batailles à tous les peuples, il fera le tour de la lune..., il dit avec une sorte de contentement, que sa mère est bien malade, que sa sœur crache ses poumons. mais que lui jouit d'une santé florissante.... Affaiblissement progressif des facultés mentales et de la motilité. Aujourd'hui, démence et gâtisme.

Résumé. — L'hérédité se manifeste par un accès de délire mélancolique; ce n'est que plus tard qu'apparaissent les idées ambitieuses.

Observation XXXII.

M... (Désiré), 35 ans, marié, emballeur. Oncle paternel aliéné. Pas d'excès alcooliques, bonne conduite, excellent ouvrier. Contrariétés de ménage : sa femme est lypémaniaque et a fait plusieurs tentatives de suicide. Le chagrin qu'il en éprouve le rend malade: depuis dix-huit mois, il marche sans savoir où il va, il menace de tuer ses patrons, devient sombre, lorsqu'il est enfermé à Mazas, pour avoir volé vingt peaux de lapins. De là, on le dirige sur Sainte-Anne, où il offre les troubles suivants: affaiblissement intellectuel, idées hypochondriaques et de persécution; il a des humeurs noires, on lui dit sans cesse qu'il est fou..., embarras de la parole, inégalité pupillaire, tremblement de la langue et des muscles de la face. Pendant les trois premiers mois de la séquestration, kleptomanie; il se lève pendant la nuit pour fouiller les tables et tout mettre dans ses poches. Quelques idées de satisfaction se font jour; il va acheter une maison de commerce. il possède 17,000 fr. au Mont-de-Piété.... Au bout de six mois survient une amélioration sensible dans les fonctions psychiques. Ce malade est mis en liberté, mais l'inégalité pupillaire et l'embarras de la parole n'ont point disparu.

Résumé. — Un choc moral détermine, chez cet héréditaire, un court accès d'excitation, suivi d'une période de lypémanie, avec idées vagues de persécution. Plus tard seulement apparaissent quelques idées ambitieuses. Il est à remarquer aussi que ce malade a traduit son hérédité morbide par des actes impulsifs.

Observation XXXIII.

P... (François), 44 ans, marié, employé. Père nerveux, mère nerveuse; deux oncles maternels : l'un est enfermé à Charenton pour des idées de persécution, et l'autre s'est suicidé. Pas d'excès alcooliques. Cherchait depuis seize ans à réaliser le mouvement perpétuel; en mai 1881, on remarqua qu'il devenait mélancolique, il ne travaillait plus, faisait des dépenses exagérées; plus tard, son caractère était devenu très irritable, ne supportait plus la contradiction. Idées hypochondriaques : on le plonge dans de l'eau bouillante, on le scie en deux ; hallucinations de l'ouïe : il entend dire « il ne guérira pas, il est perdu ». La parole s'embarrasse au début de 1883, les pupilles sont resserrées et inégales. Apparition d'un délire ambitieux : il a fait des inventions qui lui rapporteront deux milliards, il va construire un asile pour les enfants au sommet du Mont-Valérien, il sait diriger les ballons, il établira une ferme modèle.... Aujourd'hui, on constate encore des préoccupations hypochondriaques, la démence fait des progrès.

Résumé. — Ce malade est franchement héréditaire : pendant seize ans, il cherche le mouvement perpétuel; peu à peu surviennent des idées mélancoliques avec hallucinations; la sclérose cérébrale évolue et donne lieu à un délire de nature expansive, associé à des préoccupations hypochondriaques.

Observation XXXIV.

(Calmeil, Traité des maladies inflammatoires du cerveau, t. I, p. 302.)

M... (Sébastien), 40 ans, marié, ancien pharmacien. Tante paternelle aliénée. Paresseux, distrait, incapable de la moindre application à l'étude, caractère orgueilleux. Il se décide enfin à travailler et se fait recevoir pharmacien ; il monte alors une riche officine et n'épargne rien pour attirer l'attention du public, mais il ne réussit point à gagner la confiance des familles, et se voit obligé de céder son établissement. Il se lie avec des jeunes gens libertins, mène une vie déréglée, épouse une jeune fille qui avait participé à toutes ses débauches; bientôt, il est en proie à une exaltation toujours croissante, qui fait craindre un accès d'aliénation mentale. A 39 ans, l'excitation devient continuelle, il se fait remarquer par sa mauvaise tenue, il parle avec un tel cynisme de langage, que ses amis évitent sa rencontre; on commence aussi à noter des symptômes de gène dans sa prononciation. Huit mois plus tard, conceptions délirantes avec hallucinations de la vue et de l'ouïe, qui aboutissent, deux mois après, à une explosion d'agitation maniaque; la mort survient ensuite subitement.

Résumé. — Ce malade présente d'abord un type de dégénéré : La violence de son caractère, sa vie déréglée, sa perversion du sens moral et le faible niveau de ses facultés intellectuelles. Des excès alcooliques donnent lieu à un accès de délire. Celui-ci guérit en partie, mais la sclérose cérébrale s'établit, suit son cours, jusqu'au jour où une poussée congestive amène une crise maniaque et la mort. Notons l'absence de délire ambitieux.

Observation XXXV.

Calmeil, Traité des maladies inflammatoires du cerveau, t. I, p. 319.)

M... (Victor), 65 ans, négociant. Son frère est mort aliéné. Caractère ferme, mais impérieux et emporté; intelligence saine. Tant qu'il a été lancé dans les affaires, il a toujours fait preuve d'une certaine hardiesse dans ses spéculations et ses entreprises commerciales. Après avoir acquis une certaine fortune, il se retira du commerce pour vivre paisiblement à la campagne. A 63 ans, il a le malheur de perdre une ancienne amie qu'il chérissait depuis son enfance : cette perte inattendue lui cause un profond chagrin; il tombe dans un accès de profonde lypémanie. Au bout de dix-sept mois, on remarque que la parole commence à s'embarrasser. Deux semaines après, explosion de manie violente avec hallucinations de la vue; cette exubérance maniaque persiste pendant trois mois et la mort survient dans un état complet d'épuisement et de marasme.

Résumé. — Un choc moral donne lieu à un accès de lypémanie d'une durée assez longue; déjà quelques symptômes de paralysie générale apparaissent, lorsque de récents excès alcooliques suffisent pour amener un délire qui semble être de nature alcoolique, en raison des hallucinations de la vue et des terreurs auxquelles il s'est associé.

Observation XXXVI.

(Calmeil, Traité des maladies inflammatoires du cerveau, t. I, p. 340.)

M... (Horace), 38 ans, célibataire, serrurier. Père et sœur faibles d'esprit. Pas d'excès, indifférent à tous les genres d'amusements, manifestant beaucoup de répugnance pour le travail, nulle initiative, tête très faible. A la suite de chagrins, de privations, il est atteint de lypémanie intermittente ; bientôt la parole s'embarrasse, et deux ans après, délire dépressif précédé d'éblouissements, idées de persécution avec hallucinations de l'ouïe : ses voisins le persécutent, la police est à ses trousses, il est volé, même par ses meilleurs amis... il fait plusieurs menaces de suicide. Cet état de dépression persiste, il y a, en outre, un commencement de démence, lorsque la mort est entraînée par une affection vésicale, douze mois plus tard.

Résumé. — Ce malade hérite de la débilité mentale de ses parents; des chagrins donnent lieu a des accès intermittents de lypémanie ; pendant l'évolution de la paralysie générale, délire dépressif très actif avec une hallucination.

Observation XXXVII

(Calmeil, Traité des maladies inflammatoires du cerveau, t. I, p. 348.)

M... Lucas, 42 ans, marié, fabricant de tissus de laine. Grand'mère maternelle aliénée; mère morte dans un état voisin de la folie. Pas d'excès alcooliques, intelligence ordinaire; il ne manquait pas d'amour-propre et s'impatientait facilement. A 40 ans, il est vivement tourmenté par la crainte de perdre son fils qui est atteint d'une maladie grave; un peu plus tard, il perd la plus grande partie de sa fortune et tombe dans le découragement : son caractère s'aigrit, ses conceptions sont lentes, il néglige ses affaires et s'emporte quand on lui en fait la remarque. Plus tard, on croit remarquer que sa parole s'embarrasse, puis il survient du tremblement dans les muscles ds la face. A 42 ans, délire mélancolique très actif avec hallucinations et idées mystiques : refus d'aliments parce que Dieu lui défend de manger, son âme est condamnée aux supplices de l'enfer; des hallucinations lui font pousser des cris de terreur.... Dégoût de la vie, idées de suicide. Mort dans le marasme à 42 ans 1/2.

Résumé. — A la suite d'un choc moral, accès de mélancolie; plus tard, apparition des signes physiques de la paralysie générale et délire lypémaniaque caractérisé par des hallucinations variées, le refus d'aliments, la crainte de la damnation, et des idées de suicide.

Observation XXXVIII

(Calmeil, Traité des maladies inflammatoires du cerveau, t. I, p. 382,)

M... Marcus, 39 ans, capitaine d'infanterie. Cousine germaine aliénée. A reçu une bonne éducation, a servi avec distinction en Afrique et en Italie; on ignore s'il a commis des excès, mais on sait qu'il aimait le faste et la représentation. Un peu avant 37 ans, il est atteint d'un accès de délire, qui a été qualifié de fièvre cérébrale; cette maladie a paru dégénérer au bout de quelques semaines en une véritable aliénation mentale. Envoyé à Charenton, on constate que ses facultés s'affaiblissent; il est irritable, susceptible, traite les autres malades avec hauteur et les qualifie de fous. A certains moments, la parole s'embarrasse. A 37 ans 1/2, il est en proie à une exaltation qui se traduit par des cris, des menaces, des actes désordonnés et des idées hypochondriaques. Six mois plus tard, alternatives de délire ambitieux, de délire hypochondriaque et d'agitation tumultueuse : tantôt il se dit ministre de la guerre, maréchal de France; tantôt il se plaint d'être empoisonné, de souffrir dans la tête et dans les membres; tantôt il déchire ses vêtements, marche avec précipitation. Spasme des muscles de la face, grincements de dents, embarras de la parole. A 38 ans 1/2, prédominance d'idées hypochondriaques, sensations pénibles, refus momentané de manger. A 39 ans, hallucinations nombreuses : des voix l'injurient, il y répond par des menaces; il aperçoit, sur le dôme de la maison, des frégates qu'il dit lui appartenir. Plus tard, la démence est presque complète et l'on trouve encore quelques idées incohérentes de dépression et de richesses. Mort à 39 ans 1/2 dans le marasme.

Résumé. — Dans cette observation, les symptômes qui ont été aperçus les premiers, après l'accès de manie, sont ceux de la paralysie générale ; mais ils ont été accompagnés ensuite par une exubérance remarquable de troubles psychiques ; ce terrain, prédisposé à la vésanie, a produit des conceptions délirantes, à la fois de nature hypochondriaque et de nature ambitieuse, accompagnées d'hallucinations de presque tous les sens.

Observation XXXIX

(Calmeil, Traité des maladies inflammatoires du cerveau, t. I, p. 429.)

Mme Mariette, 42 ans, mariée. Son père s'est suicidé ; sa tante paternelle, qui existe encore, est dans un état voisin de l'aliénation mentale ; sa mère est morte paralytique générale. A reçu une éducation ordinaire ; jamais n'a été atteinte de maladies graves ; est encore réglée, mais ses règles sont peu abondantes ; se plaignait de temps à autre de migraines. Au commencement de sa quarante-deuxième année, elle éprouve une frayeur qui marque le début des accidents : une nuit, alors qu'elle est occupée à des travaux de couture, elle s'endort en laissant tomber son ouvrage ; bientôt elle est réveillée en sursant par une sensation dont elle ne se rend d'abord pas bien compte, et elle s'aperçoit que le feu a pris à son bonnet. Elle n'a reçu aucune atteinte de brûlure, et la flamme a pu être éteinte sans difficulté ; mais elle tombe tout à coup dans un état de stupeur ; il semble qu'il y ait anéantissement de toutes les facultés. Ce n'est que douze mois plus tard que l'on peut noter, dans certains moments, quelques symptômes passagers d'irritation ; elle fait entendre aussi quelques clameurs dont on ne peut saisir le motif. La parole s'est embarrassée. Elle meurt au bout de peu de temps dans le marasme, et l'autopsie dévoile les lésions anatomiques de la paralysie générale.

Résumé. — Une frayeur vive donne lieu à un accès de stupeur complète, qui se complique de sclérose cérébrale ; peut-être y a-t-il eu, en dernier lieu, quelques conceptions délirantes qui se se sont traduites par de l'irritation et des cris mal articulés ?

Observation XL

(Calmeil, Traité des maladies inflammatoires du cerveau, t. I, p. 510.)

Mlle Augustine, 42 ans. Sœur aliénée, neveu idiot. Constitution assez grêle ; a vécu dans l'aisance, après avoir reçu une éducation soignée ; aucun écart de conduite, aversion pour le mariage, A 41 ans et 4 mois, sans cause appréciable, elle présente des troubles psychiques pendant quelques semaines : propos incohérents et déraisonnables ; mais ces accidents disparaissent. Peu après, une perte d'argent lui donne un accès de lypémanie avec idées de persécution : elle accuse sa sœur de la voler, elle prétend que sa femme de chambre s'empare de ses chaussures... Vers cette époque, la parole commence à être un peu embarrassée, et l'on note des tressaillements convulsifs dans les muscles de la face. A 42 ans, violente agitation maniaque d'une durée de trente jours, suivie de symptômes de compression cérébrale, entraînant la mort au bout d'une semaine.

Résumé. — Troubles psychiques, puis accès de lypémanie avec idées de persécution avant l'apparition des signes physiques de la paralysie générale. Absence de tout autre délire ; notons cependant une crise d'agitation maniaque qui survient dans le dernier mois de cette évolution rapide.

Observation XLI

(Bayle, Maladies du cerveau, p. 162.)

M... B..., 36 ans, marié, doreur. Sa mère avait la tête faible avec un caractère très violent, très emporté. A 33 ans, accès de lypémanie avec toxicophobie : il se figure que sa femme veut l'empoisonner et il ne consent plus à manger chez lui. Bientôt après, orgueil excessif, exaltation, dépenses considérables : abandonne ses occupations, fréquente les lieux de débauche, vend ses meubles, fait des dettes, conçoit une haine profonde pour sa femme qu'il maltraite ; cet état dure neuf mois et fait place à un stade de calme mélancolique : sombre, taciturne, il croit qu'on va l'arrêter et le conduire à Sainte-Pélagie. Plus tard il reprend d'une manière incomplète l'usage de sa raison et travaille pendant quinze à seize mois. A 35 ans 1/2, nouvelle période de tristesse suivie d'un délire ambitieux avec agitation violente : il veut acheter une maison de campagne, sa fille est la duchesse d'Angoulême ; cris, loquacité continuelle ; il brise et déchire tout ce qui lui tombe sous la main ; intervalles de calme et de demi-raison dans lesquels les idées sont confuses. Troubles de la motilité. En dernier lieu agitation générale et spasmodique portée au plus haut degré et mort dans le marasme à l'âge de 36 ans.

Résumé. — Ainsi que Bayle le dit dans les réflexions qui suivent cette observation, ce malade est d'abord tombé plusieurs fois dans un état d'aliénation qui ne disparaissait jamais d'une manière complète; il y a eu plusieurs accès de lypémanie avant l'apparition du délire ambitieux et de l'agitation maniaque liés à la sclérose cérébrale.

Observation XLII

(Bayle, Maladies du cerveau, p. 208.)

P... (Eléonore), 41 ans, fondeur de suif. Cousin-germain imbécile. Caractère ambitieux, violent et très emporté; voyait tout en beau, et faisait mille projets insensés. Dès sa plus tendre jeunesse, se livrait avec fureur à la masturbation; plus tard excès vénériens. Depuis quelque temps, il avait la tête dérangée, il ne dormait plus, et passait quelquefois deux ou trois nuits sans vouloir se coucher. En mars 1820, le chagrin qu'il éprouva de ne pouvoir payer ses dettes et d'être ains ruiné, le jeta dans un état de profonde mélancolie, accompagnée d'hallucinations de la vue et de l'ouïe : il voyait des gendarmes qui venaient l'arrêter, il entendait des personnes qui criaient : « P... a fait banqueroute ». Peu de temps après, délire ambitieux et mystique : il avait des millions, était duc ou prince. l'or tombait à ses côtés..., il restait à genoux, la face contre terre, pour se consacrer à saint Denis.... La parole s'embarrasse. Deux attaques épileptiformes, suivies d'un accès de violente agitation : idées hypocondriaques : il a des pistolets dans la tête, refuse de manger, grince des dents, et la mort survient dans le marasme.

Résumé. — Ce malade présente des signes héréditaires; un choc moral lui donne un accès de lypémanie avec hallucinations de la vue et de l'ouïe; plus tard, survient un délire ambitieux et mystique; enfin des idées hypochondriaques apparaissent avec de l'agitation, à la suite de deux attaques épileptiformes.

Observation XLIII.

G... (Jacques), 50 ans, marié, artiste dramatique. Le père serait mort de tristesse; frère aliéné. A toujours eu « mauvaise tête »; à 18 ans, il s'engage dans les zouaves, et commet des excès de toute nature. Plus tard, il entre au théâtre et devient artiste dramatique : dès cette époque, il renonce tout à fait à l'alcool. Depuis plusieurs années, il jouait dans un théâtre de Paris, lorsqu'un jour il subit un échec : cette disgrâce lui est très pénible, il en conçoit un profond chagrin et se met à délirer : tantôt il veut tuer ceux qu'il accuse de l'avoir remercié ; tantôt il se propose de mettre le feu à sa maison ; tantôt, enfin, il menace de se suicider. La mémoire s'affaiblit ; on cherche à le distraire, il part à Trouville ; mais la situation ne s'améliorant point, sa femme le ramène à Paris. En dernier lieu, il était bien plus dérangé, il insultait sa femme, voulait la maltraiter, était atteint de satyriasis ; on est obligé de le conduire à Sainte-Anne, dans le service de M. Dagonet. Il y a dix-huit mois que les premiers accidents sont survenus ; depuis six mois seulement, on constate de l'embarras de la parole. Aujourd'hui, il est en proie à une excitation continuelle avec délire ambitieux : il se croit le premier artiste de l'univers, il pleure de bonheur en songeant aux sommes immenses qu'il va gagner. Inconscience absolue. Embarras prononcé de la parole, inégalité pupillaire et gâtisme.

Résumé. — Pendant douze mois, à la suite de chagrins, ce malade présente des troubles psychiques caractérisés par de la lypémanic avec idées de persécution et de suicide, et du satyriasis ; ensuite apparaît une paralysie générale qui suit son cours et s'accompagne de délire ambitieux.

Observation XLIV.

(Baillarger. — Annales médico-psychologiques, sept. 1881, p. 241).

Femme L..., 47 ans. Mère morte folle ; père aliéné. Elle entre à la Salpêtrière en avril 1861. Le mari raconte que sa femme, sa fille et lui reviennent d'Espagne où ils sont restés pendant plusieurs années. Ils étaient allés dans ce pays pour soutenir un procès à propos d'une succession de 40 millions, à laquelle ils croient avoir des droits. Pendant tout le temps de leur séjour dans ce pays, ils auraient été victimes d'une foule de vexations qui avaient pour but de les dégoûter de leur entreprise. On aurait même essayé de les faire périr : un jour, entre autres, on leur aurait offert une poudre blanche, appelée touron dans le pays ; or, un chat, un chien et une mendiante, qui en avaient mangé, moururent ; quant à sa femme, elle eut des vomissements et resta longtemps souffrante. Le procès n'avançait pas, et se voyant d'ailleurs privée de toutes ressources, la famille rentre à Paris dans la plus profonde misère. Une fois en France, notre malade chercha une consolation dans l'usage des boissons alcooliques ; elle devint alors insupportable pour sa famille, sortant à toute heure de la nuit, voulant parfois se mettre nue en public, d'autres fois tombant dans une tristesse profonde. En l'interrogeant au sujet de l'héritage qu'il était allé chercher, on ne tarde pas à s'apercevoir que le mari, la femme et la fille sont convaincus de la réalité de cet héritage qu'ils ont poursuivi et des persécutions auxquelles ils ont été en butte. Chaque jour, la malade augmente le chiffre de sa fortune ; elle dit qu'elle veut faire beaucoup de changements dans la Salpêtrière ; elle est agitée, bruyante et cherche à se sauver. Lr parole commence à s'embarrasser, il y a du tremblement de la langue et de l'inégalité pupillaire. Pendant les derniers mois de 1861, elle reste à peu près dans le même état : elle se promène dans la cour, les vêtements en désordre, adressant des signes de bienveillance et de protection à ceux qui s'approchent d'elle. Ses idées délirantes varient, mais présentent toutes le même caractère d'exagération : c'est ainsi qu'elle parle de beaucoup de mariages pour elle et sa fille, elle fait 500 enfants par jour, elle connaît 34 empereurs. Au mois de février 1862, la malade devient plus incohérente, en même temps son délire se modifie un peu. Elle prétend qu'elle a 2 têtes, 6 bras, 14 nattes de cheveux blonds. Elle a 800 enfants qui possèdent chacun 6 mamelles. Idées érotiques. Parole embarrassée. Hallucinations de la vue et de l'ouïe : voit et entend ses 80 maris. — Gâte. — Le 18 mars, elle est prise de diarrhée et meurt, au bout de huit jours dans le marasme.

Résumé. — Dans les réflexions, dont il fait suivre cette intéressante observation, M. Baillarger dit que c'est un curieux exemple d'un délire ambitieux systématisé avec idées de persécution chez trois personnes de la même famille, délire suivi de paralysie générale chez l'une des trois malades. L'hérédité morbide sévissait avec force dans cette famille, et il aurait été curieux de savoir quel est celui qui a imposé son délire aux deux autres.

Observation XLV.

(Calmeil, de la Paralysie chez les aliénés, p. 26.)

M..., 45 ans, marié, ancien militaire. Sœur aliénée. Travaillait autrefois avec activité. Il y a huit ans que son intelligence a commencé à se déranger. Caractère vif, un peu étourdi, aimait les plaisirs, mais ne faisait pas d'excès alcooliques. Il tenait une auberge, en 1815, dans un département qu'occupaient les troupes alliées ; à la suite de discussions, il dut s'exiler volontairement. A son retour d'exil, sa femme le trouva hébété : insouciant, triste, il ne pensait plus à ses affaires. Au bout de sept ans, le délire apparaît dans ses paroles et dans ses actes. Après avoir subi, pendant douze mois, un traitement spécial dans une maison de santé, il sort dans un état de rémission notable. Mais, à la suite de quelques excès alcooliques, l'aliénation reparait et nécessite une seconde séquestration. A ce moment, il parle peu, a des idées sinistres, croit qu'on veut l'empoisonner. Quelques mois plus tard, on constate de l'embarras de la parole et de la faiblesse dans les membres inférieurs. Bientôt ce malade arrive à un état de démence profonde, il boit, mange et mène une existence purement végétative.

Résumé. — L'hérédité vésanique se manifeste par une longue période prodromique de troubles psychiques; la paralysie générale subit un arrêt dans sa marche; mais quelques excès alcooliques suffisent pour donner lieu à une rechute, et l'affection évolue avec un caractère hypochondriaque pour aboutir à la démence.

Observation XLVI.

(Calmeil, de la Paralysie générale, p. 110.)

G..., 37 ans, militaire. Père aliéné. S'est distingué par une rare bravoure ; tout jeune, il est lieutenant-colonel et officier de la Légion d'honneur. En 1815, il est mis en demi-solde, en raison d'opinions politiques trop avancées qu'il manifestait. Cette disgrâce donna lieu à de l'excitation : il parle de ses campagnes avec un défaut de modestie qui ne lui est pas naturel. Rentré en activité, il blâme tout ce qui se passe autour de lui et s'attire de nombreux désagréments. En 1823, l'aliénation devient évidente, il dit ne plus connaître la valeur de l'argent, brise ses meubles, mais il a encore soin de sa personne. On constate un embarras notable de la parole et de la faiblesse dans les membres inférieurs. Au bout d'un an, accès de violente agitation maniaque d'une durée de six mois : la mort survient subitement à cette époque.

Résumé. — Ce malade présentait dans son caractère la marque d'une hérédité morbide ; un choc moral provoque des troubles psychiques et sept ans plus tard, la paralysie générale évolue, après avoir revêtu une forme maniaque.

SECONDE SÉRIE.

Observation XLVII.

B... (François), 57 ans, marié, sacristain. Mère aliénée, sœur excentrique. Pas d'excès alcooliques. A toujours eu un caractère difficile. Le début a été marqué par des idées de richesse avec affaiblissement des facultés : il s'imagine qu'il possède une jolie fortune, des châteaux, fait des dépenses déraisonnables. La parole s'embarrasse, il y a du tremblement de la langue. Délire ambitieux incohérent : loquacité, sensiblerie, agitation semi-maniaque, et mort au bout d'un an, à la suite d'une affection pulmonaire.

Résumé. — Ce malade ne s'est fait remarquer que par la violence de son caractère. Paralysie générale ordinaire avec délire ambitieux. Début par troubles psychiques.

Observation XLVIII.

D... (Angély), 31 ans, marié, employé. Mère nerveuse et imbécile Pas d'excès alcooliques. Depuis deux ans perdait la mémoire, ne pouvait plus travailler. La parole s'est embarrassée, il y a du tremblement de la langue et de l'inégalité pupillaire. En dernier lieu, délire ambitieux incohérent, et mort au bout de deux mois dans le marasme.

Résumé. — Début par troubles psychiques. La sclérose cérébrale poursuit sa marche et s'accompagne en dernier lieu de délire ambitieux.

Observation ILIX.

F... Henri, 54 ans, marié, boulanger. Père emporté, rageur, alcoolique. A toujours été nerveux et méchant. Pas d'excès alcooliques. Début marqué par des idées de richesses : il ne voulait plus travailler, consacrait son temps à la chasse, à la pêche, sous prétexte qu'il possédait une grande fortune. Perte de la mémoire, affaiblissement progressif des facultés avec embarras de la parole et inégalité pupillaire. Mort au bout de deux ans, à la suite d'une série d'attaques épileptiformes.

Résumé. — L'hérédité morbide n'a eu aucun retentissement spécial sur l'évolution de cette paralysie générale. Début marqué par des troubles psychiques.

Observation L.

M... Jacques, 52 ans, marié, concierge. Mère très nerveuse, morte de frayeur en 1870 ; tous nerveux du côté maternel ; frère lypémaniaque, s'est suicidé ; sœur très emportée. Pas d'excès alcooliques. Début, il y a trois ans, à la suite de l'impression que lui causa le suicide de son frère : devenait maussade, se plaignait de maux de tête, s'emportait facilement ; sa parole commençait à s'embarrasser. Peu après, apparition d'un délire ambitieux, avec insomnie, loquacité, boulimie. A son entrée à l'asile Sainte-Anne, il présente de l'agitation maniaque accompagnée d'idées ambitieuses incohérentes ; on constate aussi du tremblement de la langue, des lèvres et de l'inégalité pupillaire. Cet état persiste pendant deux mois, au bout desquels la mort survient dans le marasme.

Résumé. — Un choc moral à signalé le début de cette paralysie générale, qui a évolué d'une façon régulière jusqu'au jour où une action de violente agitation a épuisé le malade.

Observation LI.

P... Auguste, 43 ans, marié, serrurier. Sœur aliénée. Peu d'excès alcooliques. Dérangé depuis quinze mois : affaiblissement progressif des facultés et diminution de la mémoire. A la suite d'une attaque congestive, délire ambitieux. Embarras de la parole, inégalité pupillaire. Attaques épileptiformes et mort au bout de cinq mois.

Résumé. — Cette paralysie ne s'accompagnait que de démence, lorsqu'une poussée congestive a donné lieu à un accès de délire ambitieux.

Observation LII.

P... Louis, 39 ans, marié, employé. Enfant naturel ; tante maternelle aliénée. Pas d'excès alcooliques. Début, il y a trois mois, par des dépenses exagérées et des achats ridicules. Affaiblissement notable des facultés avec délire incohérent de satisfaction. Cours régulier, accompagné des signes somatiques de la paralysie générale. Attaque congestive, dix-huit mois après son entrée à Sainte-Anne, et mort.

Résumé. — Paralysie générale à forme démente ; plus tard, délire de satisfaction revêtu d'un cachet démentiel.

OBSERVATION LIII.

F... Alphonse, 39 ans, marié, artiste dramatique. Père alcoolique, mère névropathe, cousin germain mort fou mystique. Il y a trois ans, manifestait une diminution de la mémoire, puis des idées ambitieuses incohérentes avec achats ridicules et vol de livres à un étalage. Excès vénériens, mais peu d'abus d'alcool. La parole s'est embarrassée et aujourd'hui ce malade présente un délire de simple satisfaction ; on constate surtout de la démence avec du tremblement de la langue, des orbiculaires des lèvres et de l'inégalité pupillaire. Hématome double.

Résumé. — Début habituel de la paralysie générale avec évolution normale.

OBSERVATION LIV.

A... Auguste, 38 ans, employé. Mère aliénée. Depuis cinq ans, est devenu bizarre, original, incohérent ; a perdu sa place parce qu'il ne pouvait plus travailler, est tombé dans la misère. Affaiblissement notable des facultés ; agitation maniaque suivie d'hébétude. Inconscience. Embarras de la parole, inégalité pupillaire et mort au bout de quelques jours, à la suite de plusieurs attaques épileptiformes.

Résumé. — Début par troubles psychiques ; paralysie générale à forme démente.

OBSERVATION LV.

L... Jacob, 48 ans, célibataire. Parents aliénés. Peu d'excès. Depuis longtemps il avait des idées déraisonnables, lorsque, il y a trois mois, on remarque de l'embarras de la parole suivi d'une démence précoce. Inégalité pupillaire. Ce malade meurt, au bout d'un mois, de congestion cérébrale.

Résumé. — Début par troubles psychiques ; paralysie générale à forme démente.

Observation LVI.

P... Joseph, 40 ans, marié, garçon limonadier. Frère aliéné. Pas d'excès alcooliques. Depuis deux ans, époque de son mariage, il a commencé à bégayer, puis il est devenu triste : il quittait sa famille, se perdait dans les rues. Affaiblissement profond des facultés, tremblement de la langue et inégalité pupillaire. Mort dans le marasme au bout de vingt mois.

Résumé. — Début par troubles psychiques ; paralysie générale à forme démente.

Observation LVII,

R... Charles, 39 ans, marié, employé. Père aliéné. Il y a deux ans, attaque de congestion cérébrale, hémiplégie à droite. Depuis huit mois, perte de mémoire avec sensiblerie. De temps en temps, agitation, insomnie et quelques rares idées de satisfaction. Embarras marqué de la parole, tremblement de la langue et des muscles de la face, inégalité pupillaire. Mort; au bout de huit mois, dans le marasme.

Résumé. — Début par une attaque congestive ; de temps en temps, quelques idées de satisfaction à la suite de poussées congestives; forme démente.

Observation LVIII.

V... François, 40 ans, marié, imprimeur. Oncle aliéné. On remarquait chez lui un certain désordre dans les facultés, lorsqu'il est pris d'une attaque congestive suivie d'un peu d'agitation. Affaiblissement progressif des facultés, hésitation de la parole, inégalité pupillaire. Cet état persiste pendant trois ans et demi, et la mort survient dans le marasme.

Résumé. — Début par des troubles psychiques ; attaque congestive suivie de démence précoce et rapide.

Observation LIX.

T... Jules, 46 ans, marié, employé. Sœur lypémaniaque, s'est suicidée ; oncle idiot. Ce malade a toujours été d'un caractère très exalté En janvier 1877, attaque épileptiforme, suivie d'agitation maniaque avec idées ambitieuses. Bientôt le calme renaît, mais l'on constate une démence à marche rapide ; il y a en outre de l'embarras de la parole et de l'inégalité pupillaire. Cours régulier et mort à la suite de plusieurs attaques épileptiformes en octobre 1879.

Résumé. — Début par une attaque épileptiforme suivie d'agitation maniaque ; cours régulier, à forme démente.

Observation LX.

P... Paul, 52 ans, marié, brocanteur. Mère aliénée à la Salpêtrière. Depuis deux ans, ce malade manifestait des idées ambitieuses : il voulait construire des maisons, acheter des voitures, etc... Il se fait arrêter pour vol de légumes, et bientôt il est en proie à un délire ambitieux incohérent : il s'appelle Jules Grévy, empereur d'Espagne, premier chirurgien du monde, chef de la sûreté, etc... Cours régulier. Embarras de la parole, inégalité pupillaire. Au bout de deux ans, il meurt dans le marasme.

Résumé. — Cette observation ne nous offre rien de spécial à signaler, si ce n'est un début par troubles pspchiques. Forme ambitieuse.

Observation LXI.

G... Charles, 38 ans, marié. Grand-père paternel et tante paternelle aliénés. Dérangé depuis six mois : avait des idées de richesses, dépensait 100 francs au bois de Boulogne, prenait des voitures, etc... A son entrée à Sainte-Anne, il est en proie à un délire ambitieux incohérent : il est Président de la République, etc... Embarras de la parole, tremblement de la langue et des lèvres, inégalité pupillaire. Au bout de trois ans, il meurt dans le marasme.

Résumé. — Début par troubles psychiques. Forme ambitieuse.

Observation LXII.

B... Charles, 39 ans, marié, négociant. Père aliéné. Depuis un an ce malade était dérangé, se croyait riche et faisait des achats déraisonnables. Devenu excité, on dut le conduire à Sainte-Anne, où l'on constate un délire ambitieux incohérent : il a de grands projets, se propose de gagner des millions, voyagera dons tout l'univers, transformera la terre en marbre, etc... Embarras de la parole, tremblement de la langue, inégalité pupillaire. Mort dans le marasme.

Résumé. — Mêmes remarques à faire que pour l'observation précédente.

Observation LXIII.

B... (André), 46 ans, marié, ferblantier. Mère aliénée à la Salpêtrière. Pas d'excès, fort bon ouvrier. A commencé à être dérangé depuis un an : la mémoire diminuait et s'était affaiblie à un tel point, qu'il ne pouvait plus travailler et qu'il était tombé dans la misère, lorsqu'il est pris d'un accès d'agitation maniaque avec quelques idées hypochondriaques. Démence et signes somatiques de la paralysie générale. La mort survient au bout de trois mois et demi, à la suite d'une congestion cérébrale.

Résumé. — Début par troubles psychiques ; choc moral suivi d'agitation maniaque ; la paralysie suit son cours et revêt une forme démente.

Observation LXIV.

B... (Alphonse), 49 ans, célibataire, boucher. Père, mère et oncle atteints de paralysie générale ; frère rageur, alcoolique. Caractère sombre. En décembre 1881, fait des dépenses excessives et se livre à la boisson. Six mois auparavant, il avait eu une attaque, à la suite de laquelle on avait constaté une hémiplégie passagère. Apparition d'un délire ambitieux et des signes somatiques de la paralysie générale. En janvier 1883, nouvelle attaque congestive suivie d'un accès d'agitation. Le calme revient, et aujourd'hui ce malade est dans un état de démence et de faiblesse très avancé.

Résumé. — Nous voyons ici une manifestation très nette de l'hérédité congestive ; la sclérose cérébrale a revêtu une forme ambitieuse.

Observation LXV.

B... (Edmond), 50 ans, marié, employé. Père atteint de paralysie générale. Début marqué par une attaque congestive; six mois après, démence. Embarras de la parole, faiblesse musculaire, inégalité des pupilles. La mort survient dix-huit mois après l'explosion des premiers accidents.

Résumé. — Mêmes remarques que pour l'observation précédente, avec cette différence, que la sclérose cérébrale ne s'est pas accompagnée de délire.

Observation LXVI.

B... (Louis), 35 ans, marié, négociant. Grand'père atteint de paralysie générale; mère hypochondriaque. Début par attaque congestive suivie des signes somatiques de la paralysie générale et d'un délire ambitieux. Après avoir présenté plusieurs attaques de congestion cérébrale, il meurt subitement; la durée de la maladie a été de deux ans.

Résumé. — Hérédité congestive; paralysie à forme ambitieuse.

Observation LXVII.

M... (Eugène), 43 ans, marié, sans profession. Grand'père atteint de paralysie générale. Pas d'excès alcooliques. Depuis quatre ans et demi, sa femme a remarqué qu'il se dérangeait : il perdait la mémoire et se livrait à des dépenses exagérées ; il ne lui était même plus possible de faire une addition. Accès d'agitation le jour de son entrée à Sainte-Anne, délire ambitieux, et, vingt mois plus tard, mort d'attaques épileptiformes. On a pu constater tous les signes somatiques de la paralysie générale.

Résumé. — Hérédité congestive; paralysie à forme ambitieuse.

Observation LXVIII.

B... (Auguste), 60 ans, marié, négociant. Père vif, irascible ; frère paralytique général. A toujours voulu inventer quelque chose : serait l'inventeur de la couveuse artificielle. Se plaignait de migraines. Depuis sept ans, se proposait d'habiter la campagne et d'y transformer sa maison en ferme modèle. Peu à peu, il perdait la mémoire et manifestait des idées ambitieuses. En dernier lieu, excès alcooliques. Embarras de la parole, tremblement de la langue, inégalité pupillaire. Le délire est ambitieux, la démence fait des progrès rapides, et la mort survient au bout de huit mois.

Résumé. — Hérédité congestive traduite par des lourdeurs de tête et des migraines. Paralysie à forme ambitieuse.

Observation LXIX.

O... (Casimir), 35 ans, marié, graveur. Père mort paralytique général à Bicêtre. Pas d'excès alcooliques. Insomnie depuis deux ans, attaque congestive suivie d'affaiblissement et d'idées hypochondriaques. Embarras de la parole, inégalité pupillaire. Mort, seize mois après, dans le marasme.

Résumé. — Hérédité congestive. Paralysie générale à forme hypochondriaque.

Observation LXX.

C... (Amédée), 53 ans, marié, horloger. Père et frère morts de paralysie générale. Pas d'excès alcooliques. Se plaignait souvent de maux de tête et de bourdonnements d'oreilles. Il y a dix-huit mois, a éprouvé une grande contrariété à la suite de pertes d'argent, puis est tombé progressivement en enfance avec quelques accès d'agitation. Signes physiques de la paralysie générale, et mort, treize mois après, dûe au mal de Bright.

Résumé. — Hérédité congestive; sclérose cérébrale à forme démente.

Observation LXXI.

V... (Amédée), 33 ans, marié, comptable. Père mort de paralysie générale. Pas d'excès alcooliques. Malade depuis 1871, a été vivement impressionné par la Commune ; quelques légères idées de satisfaction, suivies rapidement de démence. Embarras considérable de la parole, tremblement de la langue et atrésie pupillaire. Mort dans le marasme en mars 1874.

Résumé. — Rien de particulier à signaler dans cette paralysie à forme démente.

OBSERVATION LXXII.

V... (Jean), 48 ans, marié, employé. Père et oncle paternel morts de paralysie générale. Caractère habituellement emporté. En 1872, chute sur la tête avec perte de connaissance pendant quatre jours, reprend son travail, mais reste faible. En 1877, devient irritable, dort mal, perd la mémoire, ne peut plus travailler. Le 1er novembre 1880, attaque et hémiplégie à droite. Démence progressive accompagnée des signes somatiques de la paralysie générale. Mort en novembre 1881.

Résumé. — Paralysie générale dont le début remonte à une chute sur la tête ; hérédité congestive et évolution à forme démente.

OBSERVATION LXXIII.

B... (Émile), 40 ans, célibataire, journaliste. Père mort de paralysie générale. Pas d'excès alcooliques. Caractère doux, affectueux. En octobre 1881, il se met à parler beaucoup, il néglige ses occupations, signe des billets et, plus tard, fait des excès de boissons. En octobre 1882, il est atteint d'un délire ambitieux avec violente agitation. Le calme se rétablit, mais on constate tous les signes somatiques de la paralysie générale. Aujourd'hui, la démence a fait des progrès rapides, mais la santé physique est encore assez bonne.

Résumé. — L'action de l'alcool s'est traduite par un accès de violente agitation, accompagnée d'idées ambitieuses ; la sclérose cérébrale évolue sous une forme démente.

OBSERVATION LXXIV.

L... (Victor), 46 ans, marié. Grand'mère et mère atteintes de paralysie générale. Depuis quelques mois faisait des excès alcooliques ; lorsqu'il est devenu méchant, a fait du scandale dans sa maison. Délire ambitieux, affaiblissement des facultés, hésitation de la parole. tremblement de la langue et des lèvres, inégalité pupillaire. Attaques épileptiformes, et mort au bout d'un an.

Résumé. — Mêmes remarques que pour l'observation précédente.

Observation LXXV.

R... (Charles), 42 ans, marié, boucher. Père, paralytique général; oncle, mort aliéné à Bicêtre. Faisait en dernier lieu des excès alcooliques. A la suite de contrariétés, trois attaques convulsives, auxquelles succèdent de l'affaiblissement des facultés et les signes somatiques de la paralysie générale. Mort au bout de deux ans ; depuis six mois, hémiplégie droite incomplète.

Résumé. — Hérédité congestive, à laquelle s'ajoutent des excès alcooliques, qui donnent lieu à des attaques épileptiformes. Forme démente.

Observation LXXVI.

(Parchappe, Traité de la Folie, p. 158.)

X..., 58 ans, marié, restaurateur. Frère aliéné. Pas d'excès alcooliques. Début par affaiblissement de la mémoire et embarras de la parole. Apparition d'un délire ambitieux incohérent. Ce malade meurt deux mois après de congestion cérébrale.

Resumé. — Rien de particulier à signaler.

Observation LXXVII.

(Calmeil, de la paralysie générale considérée chez les aliénés, p. 165.)

F..., 46 ans, limonadier. Deux cousins, du côté paternel, aliénés. En 1823, on s'aperçoit qu'il manque de solidité dans le jugement ; sa femme est obligée de le surveiller et de diriger ses affaires, sans qu'il puisse en faire la remarque. Des idées ambitieuses apparaissent, la parole s'embarrasse, et, au bout d'un an, il tombe dans la démence. Peu après, la mort survient dans le marasme.

Résumé. — Début psychique et paralysie générale à évolution ordinaire.

Observation LXXVIII.

M... (Lucien), 38 ans, employé. Plusieurs de ses parents ont été atteints d'aliénation mentale. Pas d'excès alcooliques. Il était dans une position de fortune convenable et présentait tous les dehors d'un homme portant, lorsqu'on s'aperçut que ses idées s'embrouillaient dans la conversation et qu'il devenait incapable de remplir son remploi ; il avait alors 36 ans 1/2. Quelque temps après, sa mémoire est devenue infidèle, puis l'embarras de la parole se manifeste avec un délire ambitieux incohérent. Tremblement de la langue et des muscles de la face, inégalité pupillaire. Démence, et mort dans le marasme, à l'âge de 38 ans.

Résumé. — Période prodromique marquée par des troubles psychiques. Evolution de la paralysie générale à forme ambitieuse.

Observation LXXIX.

B... (Jules), 43 ans, marié, employé. Grand'père aliéné. A eu de vives frayeurs pendant la Commune. Depuis cette époque, il était dérangé, perdait la mémoire, se croyait riche, voulait faire des dépenses exagérées. En 1875, crise d'agitation maniaque et délire ambitieux incohérent. Embarras de la parole, tremblement de la langue, contraction des pupilles. Cours régulier, et mort en 1877.

Résumé. — Début par troubles psychiques ; la paralysie suit son cours régulier avec délire ambitieux.

Observation LXXX.

(Bayle, Maladies du cerveau, p. 285.)

T... (Jean), 42 ans, employé. Pas d'excès alcooliques. Dans le mois d'août 1820, il perd sa place qui constituait sa principale ressource ; il en conçoit un chagrin d'autant plus vif, qu'il était sur le point de se marier. En janvier 1821, il commence à délirer ; il parle de chevaux, se croit très riche, veut faire des cadeaux à tout le monde. A cette époque, la parole commence à s'embarrasser, la déchéance physique et intellectuelle s'accentue de plus en plus, et le malade meurt dans le marasme.

Résumé. — Un choc moral donne lieu aux premiers accidents constitués par des troubles psychiques. La paralysie générale revêt une forme ambitieuse et suit son cours habituel.

CONCLUSIONS

PREMIÈRE PARTIE

I. — L'hérédité morbide peut transmettre :

1° Les modifications purement physiques ;
2° Les maladies qui atteignent la vie organique ;
3° Les anomalies des fonctions sensorielles ;
4° Les penchants, les passions et les impulsions ;
5° Les affections mentales.

II. — La folie ne reconnaît pas de cause plus puissante que l'hérédité morbide.

DEUXIÈME PARTIE

I. — La paralysie générale est une entité morbide qui doit être rayée du cadre des vésanies et rangée dans la classe des affections purement cérébrales.

II. — Elle se caractérise, au point de vue clinique, par deux ordres de symptômes :

1° Troubles de la motilité ;
2° Affaiblissement en masse et progressif de toutes les facultés.

III. — Elle peut s'accompagner d'idées de satisfaction ou de dépression, en rapport avec des troubles des fonctions viscérales ou de la sensibilité.

IV. — Les conceptions délirantes n'apparaissent que chez les prédisposés à la vésanie.

V. — Cette prédisposition relève d'antécédents héréditaires ou personnels.

VI. — Le délire peut précéder l'invasion de la paralysie générale ; il revêt alors les caractères de la vésanie pure.

VII. — Il conserve encore sa physionomie habituelle, lorsqu'il marque le début de la paralysie générale, dont les symptômes n'apparaissent que plus tard.

VIII. — Dans la période d'état, le délire emprunte un cachet démentiel et incohérent à la maladie cérébrale qui l'accompagne.

IX. — Ce double cachet s'accentue davantage lorsque les troubles vésaniques surviennent dans la troisième et dernière période.

X. — Si le délire disparaît, la paralysie générale offre une rémission qui n'est qu'apparente, car la maladie cérébrale poursuit sa marche sans cesse envahissante.

Paris. — A. Parent, imp. de la Fac. de médec., A. Davy, successeur, 52, rue Madame et rue M.-le-Prince, 14.

www.ingramcontent.com/pod-product-compliance
Ingram Content Group UK Ltd.
Pitfield, Milton Keynes, MK11 3LW, UK
UKHW022059170726
13837UKWH00003B/1007